MÉLANGES DE MÉDECINE.

SECONDE PARTIE.

DU PRONOSTIC

DANS

LES MALADIES AIGUËS.

Par M. LE ROY, *Professeur en Médecine au Ludovicée de Montpellier, Membre de la Société Royale de la même Ville, & de celle de Londres, &c.*

A MONTPELLIER,
Chez RIGAUD, PONS & Compagnie, Libraires, rue de l'Aiguillerie.

M. DCC. LXXVI.

Avec Approbation & Privilege du Roi.

AVERTISSEMENT.

ON trouvera dans le cours de cet Ouvrage, trois especes différentes de renvois. Les chiffres contenus entre deux parentheses, annoncent un rapport marqué entre le paragraphe où ils se trouvent, & celui qu'ils indiquent, & qu'ils invitent à consulter. Les chiffres précédés d'une étoile, renvoient aux notes *pag.* 169 *& suiv.* Enfin les chiffres précédés de ces trois lettres *Hip.* renvoient aux Pronostics d'Hipocrate sur les maladies aiguës, *pag.* 126 *& suiv.* Ces Pronostics d'Hipocrate sont disposés à peu près dans le même ordre que les miens. Mais j'ai soin d'indiquer à la fin de chacun de ceux-là, l'ouvrage d'Hipocrate, & le paragraphe d'où ils sont tirés. J'ai ſuivi Zuinger (1) dans les nombres qui diſtinguent les paragraphes des prénotions, & ceux des prénotions coaques. On a oublié aux pronoſtics qui ſe tirent des urines (§. 190 *& ſuiv.*) de renvoyer à ceux d'Hipocrate 156 *& ſuiv.* qui s'y rapportent. Le Lecteur corrigera aiſément cette petite omiſſion. Il ne lui ſera pas difficile de reconnoître ceux de ces pronoſtics où je n'ai fait que traduire ou imiter tel ou tel des pronoſtics d'Hypocrate.

---

(1) *Magni Hippocratis coi opuſcula aphoriſtica, &c. Baſileæ* 1748.

PRÉFACE.

LE mot *pronoſtic* eſt grec. Rendu littéralement, il ſignifie une connoiſſance anticipée de ce qui doit arriver. Le pronoſtic en Médecine eſt donc une prévision, une connoiſſance anticipée des événements auxquels la ſituation des malades donne lieu de s'attendre. On appelle ſignes pronoſtics, tous ceux qui peuvent ſervir de fondement à une pareille prévision.

Un Médecin ne viſite pas une perſonne attaquée d'une maladie qui ait la moindre apparence d'être grave, qu'on ne lui demande ce qu'on doit eſpérer ou craindre de ſes ſuites: & il ne peut ſe diſpenſer de répondre à de pareilles queſtions, ſans s'expoſer à donner une mauvaiſe opinion de ſes lumieres, ou de ſon caractere.

Nous ſommes donc continuellement dans la néceſſité d'exercer l'art du pronoſtic, qui d'ailleurs eſt très-avantageux au Médecin qui parvient à y exceller. Ses pronoſtics confirmés par les événements, ne peuvent qu'augmenter ſa conſidération, en donnant une haute idée de ſes talens & de ſon expérience. Et ſi quelqu'un de ſes malades ſuccombe à la violence de ſon mal, l'art du pronoſtic le met à l'abri d'être blâmé des perſonnes judicieuſes ; puiſqu'il aura fait connoître d'avance, ou que la maladie étoit pleine de danger, ou même qu'elle étoit ſupérieure à toutes les reſſources de l'art. *Hip. I.* Rien au contraire de plus capable de perdre un Médecin de réputation, que les erreurs frappantes & réitérées dans le pronoſtic.

L'habileté du Médecin dans l'art du pronoſtic, lui eſt donc très-utile pour établir ou aſſurer ſa conſidération. Elle aſſure auſſi ſon repos, ſa tranquillité dans l'exercice de ſon art. Dépourvu de ce talent, il vivroit dans une perplexité continuelle. Il ſe verroit expoſé à eſſuyer chaque jour de nouvelles mortifications.

Le malade y trouve auſſi de grands avantages. Il eſt ſouvent traité avec d'autant plus d'intelligence & de ſuccès, que le Médecin connoît mieux, & de plus loin, tout ce qu'on doit craindre de la maladie, ou eſpérer des reſſources de la nature. Prévoyant de loin le danger, il emploiera promptement les remedes les plus efficaces pour en garantir le malade. Lorſqu'il obſervera au contraire que ſa ſituation n'a rien d'alarmant, que la nature fait tout ce qu'il faut pour le guérir: il ſe gardera bien de le fatiguer, de l'affoiblir par des remedes au moins ſuperflus, ſouvent nuiſibles. *Hip. ibid.*

Le pronoſtic a d'ailleurs un rapport intime avec le diagnoſtic. L'un & l'autre ſuppoſe de la fineſſe dans l'obſervation, & une longue & conſtante habitude d'examiner & d'apprécier tous les ſignes que préſentent les maladies. L'habileté à les diſtinguer les unes des autres, l'habileté à diſtinguer les variétés, les cas multipliés de chacune de ces maladies, fait la baſe de leur pronoſtic, comme de leur traitement. Nos connoiſſances dans le diagnoſtic & dans le pronoſtic, ont donc entr'elles une liaiſon intime. Elles ſont le fruit des mêmes études. Elles ſont pour l'ordinaire poſſédées à peu près au même degré, par les Médecins qui parviennent à ſe diſtinguer & à jouir d'une réputation ſoutenue dans l'exercice de leur art.

Les ſignes qu'on obſerve dans les maladies, annoncent quelquefois une guériſon certaine;

quelquefois une mort aſſurée. Souvent auſſi moins déciſifs, ils ne donnent que de juſtes raiſons d'eſpérer ou de craindre, ou même ne font entrevoir que l'entiere incertitude de l'événement. Un Médecin honnête meſurera toujours l'énoncé de ſon pronoſtic ſur ces différens degrés de certitude ou de probabilité que préſentent les ſignes qu'il obſerve. On accuſe quelques Médecins d'uſer de politique, & de trahir la vérité dans leurs pronoſtics ; les uns, en écartant dans les cas les plus graves toute idée de danger, dans la crainte de voir appeller en conſultation quelques uns de leurs Confreres, & d'être obligés de partager avec eux la gloire de la guériſon. D'autres, au contraire, donnent pour très-dangereuſes preſque toutes les maladies qui leur ſont confiées, afin de tirer plus de gloire de leurs moindres ſuccès. La probité ne peut ſe concilier avec de ſemblables artifices, qui d'ailleurs portent ſouvent les plus fâcheuſes atteintes à la conſidération de ceux qui les emploient : ſoit que leur charlatanerie vienne à ſe découvrir ; ſoit que l'événement trop ſouvent contraire à leurs pronoſtics, les expoſe à être taxés d'ignorance.

Lorſqu'on annonce d'une maniere poſitive & préciſe, que tel malade mourra ; que la guériſon de tel autre eſt aſſurée ; que celui-ci aura tel jour une hémorrhagie critique par le nez ; qu'un autre guérira par une abondante expectoration, par une ſueur, &c. : de tels pronoſtics prennent le nom de prédictions.

Pour peu qu'une maladie ſoit grave de ſa nature, ce ne ſera que ſur le concours des ſignes les plus déciſifs, qu'un Médecin prudent ſe déterminera à prononcer affirmativement que la guériſon eſt prochaine & aſſurée. Le plus ſouvent, il ſe contentera de faire connoître les ſignes qui donnent lieu de l'eſpérer. On ne doit pas être moins réſervé ſur les prédictions de mort inévitable, & particuliérement dans les maladies aiguës, où, comme l'obſerve Hipocrate, les ſignes qui annoncent la mort ou la guériſon, ſont en général un peu moins certains que dans les maladies chroniques. Les Médecins prudens & conſommés prédiſent peu, mais auſſi ont-ils rarement le déſagrément de voir leurs prédictions contredites par l'événement. *Hip.* 7, 8.

Lorſqu'on apperçoit dans une maladie des ſignes ſalutaires, on doit, autant qu'il eſt poſſible, les faire connoître au malade, afin d'établir dans ſon ame ce calme, cette confiance qui contribuent ſi fort au ſuccès des remedes, & à ſa guériſon.

On ne ſauroit au contraire uſer de trop de prudence, lorſqu'on ſe croit obligé de faire connoître le fâcheux pronoſtic qu'on porte ſur une maladie. Il ſeroit barbare d'en inſtruire le malade lui-même, & de le jetter par un tel aveu, dans la crainte & l'abattement : paſſions de l'ame qui troublant la nature dans ſes opérations, ſeroient capables de le priver des reſſources qu'elle emploie quelquefois ſi heureuſement, & contre l'attente des Médecins les plus éclairés. On doit même, en pareil cas, ménager la ſenſibilité des perſonnes que les nœuds du ſang ou de l'amitié font intéreſſer plus vivement au ſort du malade. Mais il convient de confier de tels pronoſtics à une perſonne judicieuſe, diſtinguée, s'il eſt poſſible, par ſa piété, qui ait quelqu'empire ſur l'eſprit du malade, & qui ſoit capable d'agir de ſang froid. De cette maniere, le Médecin fera parvenir, avec ménagement, ſes craintes à la famille du malade : il le déterminera lui-même à régler ſes affaires temporelles & celles

les de sa conscience, par de simples motifs de prudence & de dévotion. Il continuera cependant de le rassurer, en l'abordant avec la même sérénité. Il feindra de n'avoir aucune part aux précautions qu'il a lui-même inspiré de lui faire prendre.

Le pronostic doit sa naissance & ses progrès à la seule observation. Hipocrate a suivi la meilleure maniere d'écrire sur cette partie de la Médecine, & de la porter par degrés au plus haut point de perfection. Il expose simplement & briévement les faits, c'est-à-dire, les résultats de ses observations, relativement à la signification pronostique des symptomes que présentent les maladies. Presque toutes ses assertions sur cet objet, sont autant de notes qui paroissent avoir été faites au lit du malade. C'est en se conduisant de cette maniere, qu'il a tellement excellé dans le pronostic, que malgré leur ancienneté, ceux de ses ouvrages qui en traitent, forment encore aujourd'hui une espece de mine où les Praticiens attentifs découvrent tous les jours de nouvelles vérités d'observation qui ne lui avoient pas échappé.

Presque tous ceux qui l'ont suivi dans

cette carriere, semblent s'être écartés de la route qu'il falloit tenir pour nous bien faire connoître ses ouvrages, & pour augmenter le fond de nos connoissances sur le pronostic. A force de le nommer divin, ils semblent être parvenus à se persuader qu'il en avoit quelque chose, & que dans aucune occasion, il n'a pû être sujet à l'erreur. Au lieu de nous ramener sans cesse à l'observation, au lit des malades, à des détails sur les maladies: leur usage est d'établir la vérité d'une assertion d'Hipocrate sur l'autorité d'une ou de plusieurs autres assertions du même Auteur. Ils semblent avoir borné toute leur ambition à la gloire de le commenter, c'est-à-dire, de noyer ses précieuses observations dans des volumes effrayants de citations & de théories incohérentes. On ne voit pas d'ailleurs qu'ils aient rien osé par eux-mêmes: qu'ils aient fait aucun effort remarquable pour perfectionner cette partie intéressante de la Médecine.

Ce n'est point au raisonnement spéculatif qui nous égare continuellement: c'est à l'expérience seule qu'il appartient d'établir la vérité des assertions pronostiques d'Hipocrate;

d'expliquer, de développer celles qui en ont beſoin: & de tels commentaires doivent être courts, puiſqu'il ne s'agit, le plus ſouvent, que d'indiquer les cas dans leſquels ces aſſertions peuvent ſe vérifier au lit des malades.

Prenant toujours l'expérience pour le ſeul arbitre de nos opinions, & ſuivant l'exemple des plus judicieux admirateurs d'Hipocrate, nous ſommes obligés de reconnoître que dans le nombre des pronoſtics qu'on trouve dans le recueil de ſes ouvrages, il y en a beaucoup de défectueux. Les uns ſont évidemment contraires à l'obſervation. D'autres ſont énoncés d'une maniere générale, tandis qu'ils appartiennent à des cas particuliers. Quelquefois peu exact dans ſes expreſſions, il donne pour certains des pronoſtics qui ne ſont que probables. Souvent il donne pour mortels, des ſignes qui n'annoncent qu'un danger plus ou moins preſſant. Quelques-uns de ſes pronoſtics ſont inintelligibles par l'incohérence manifeſte du diſcours. Il y en a d'autres enfin dont on n'a pu ſaiſir juſqu'à préſent le véritable ſens & l'application, faute de connoître les cas auxquels ils ſe rapportent. Faire entrer indiſtinctement tous ces pronoſtics dans un ouvrage tel que celui-ci, ce ſeroit faire un mêlange abſurde d'aſſertions qui ſont en partie conformes à l'expérience, en partie, ou défectueuſes, ou évidemment contraires à la vérité : ce ſeroit augmenter ſans aucun fruit le nombre des compilations, dont la Médecine n'eſt déjà que trop ſurchargée.

Voulant donc eſſayer nos forces dans ce genre, & tâcher de ſuivre la route que nous a tracé ce grand homme ; notre premier ſoin doit être de dépouiller toute vénération ſuperſtitieuſe pour ſes ouvrages, & d'oſer comparer ſes pronoſtics avec nos obſervations. Adoptant ſans réſerve ce qu'il a de meilleur ſur cet objet, nous devons énoncer avec plus d'exactitude & de préciſion, ceux de ſes pronoſtics que l'expérience démontre avoir beſoin d'une telle réforme, & négliger ceux dont nous ne connoiſſons pas la conformité avec l'expérience, ou qui nous paroiſſent lui être contraires. Un tel choix des pronoſtics d'Hipocrate, doit ſans doute faire la baſe, mais non tout le corps de la doctrine pronoſtique. Il convient d'y faire entrer les meilleures obſervations de ce genre, qu'on trouve dans nos Auteurs, & d'y joindre celles qui peuvent être le fruit de notre expérience particuliere. Tous ces pronoſtics doivent être rendus faciles à ſaiſir & à retenir, en les rangeant dans un ordre clair & méthodique. Ils doivent être éclairés, autant qu'il eſt poſſible, des lumieres que les fréquentes ouvertures de cadavres ont répandu ſur cette partie de la Médecine. Telles ſont les diſpoſitions dans leſquelles j'ai entrepris cet ouvrage.

Dans le nombre preſqu'infini des ſignes que préſentent les maladies aiguës, il y en a ſeulement quelques-uns qui ſont particuliers à telle ou telle de ces maladies. Tous les autres leur ſont communs, & ont à peu près la même ſignification pronoſtique, ſoit dans les inflammations de poitrine, ſoit dans les fievres continuës, dans la petite vérole, dans les plaies graves, &c. De là l'utilité de traiter du pronoſtic de ces maladies en général, & avec les détails & l'étendue qu'il mérite, & qu'on ne peut donner au pronoſtic particulier de chacune de ces maladies, ſans tomber dans des répétitions continuelles. Hipocrate avoit ſenti toute l'utilité dont pouvoit être un tel ouvrage, & il l'a exécuté dans ſon Livre des prénotions, le meilleur peut-être, au moins le plus exact, le plus ſoigné de ceux qui nous reſtent de lui.

Celui-ci a été fait ſur le même plan. Il eſt deſtiné particuliérement à l'uſage des jeunes Praticiens. J'eſpere qu'il pourra contribuer à accélérer leurs progrès dans l'art du pronoſtic; à leur faciliter l'intelligence des ouvrages d'Hipocrate; à leur faire ſentir le peu de goût & de diſcernement de la plûpart de ſes Commentateurs; à leur applanir enfin une partie des difficultés qu'il nous a fallu ſurmonter pour nous inſtruire dans cette partie intéreſſante de la Médecine.

Me bornant à la ſimple expoſition des faits, j'ai tâché d'être concis, ſans devenir obſcur. Je me ſuis rarement permis de parler de ſignes pronoſtics que mon expérience ne m'eût pas mis à portée de vérifier: & ſi je me ſuis écarté quelquefois de la loi que je m'étois impoſée à cet égard, ce n'a été que pour un petit nombre de pronoſtics dont la vérité m'a paru conſtatée par des obſervations ſi nombreuſes, & d'un ſi grand poids, que c'eût été paſſer les bornes d'une ſage réſerve que de ne pas les inſérer dans cet ouvrage.

On trouvera une grande variété de rapports entre les pronoſtics d'Hipocrate, & ceux de cet ouvrage qui y renvoient. Quelquefois mon paragraphe ne ſera qu'une ſimple traduction de l'aſſertion d'Hipocrate. Quelquefois il l'étendra, la développera. dans d'autres cas, le ſens de mon pronoſtic s'éloignera plus ou moins de celui du pronoſtic d'Hipocrate. On ſentira aiſément les raiſons qui m'ont déterminé dans ces différents cas. Une ſimple traduction convenoit lorſque l'aſſertion d'Hipocrate étoit claire & évidemment conforme à l'expérience. Il étoit utile de l'étendre, de la développer, toutes les fois qu'elle étoit énoncée trop briévement, & qu'elle manquoit des détails néceſſaires pour la rendre claire & facile à ſaiſir. Enfin conſtant à mes principes ; ne donnant rien à la ſeule autorité ; donnant tout à l'expérience, à l'obſervation ; j'ai dû altérer plus ou moins le ſens de tel ou tel pronoſtic d'Hipocrate, toutes les fois que l'expérience m'a paru l'exiger.

Nos conjectures pronoſtiques différent entr'elles par des nuances multipliées, relativement à leur degré de probabilité. Souvent elles ne s'élévent qu'à une présomption plus ou moins forte. Dans d'autres cas, elles touchent de près; quelquefois même elles atteignent à la certitude. J'ai fait mon possible pour que l'énoncé de chaque pronostic, fût mesuré sur le degré de probabilité que je crois lui appartenir.

PRONOSTIC

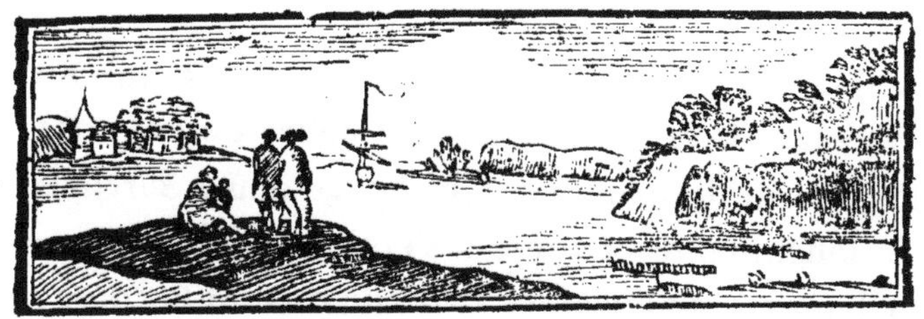

DU PRONOSTIC
DANS LES
MALADIES AIGUËS.

OUR ranger avec ordre dans ſa mémoire les ſignes pronoſtics qui appartiennent aux maladies aiguës : pour ſe mettre en état de les obſerver, de les apprécier chez les malades ; il eſt ſur-tout eſſentiel de conſidérer par quelle ſuite d'effets ces maladies deviennent dangereuſes ou mortelles, & comment elles ſe guériſſent.

C'eſt la ceſſation permanente de la circulation du ſang qui conſtitue la mort. Tel eſt le terme auquel aboutiſſent toutes les maladies mortelles. Tel eſt donc le dernier effet de ces maladies, d'affoiblir ſucceſſivement & par degrés cette fonction, juſqu'au moment où elle s'éteint. Cet effet eſt intérieur à la vérité, il eſt hors de la portée de nos ſens : mais il y devient acceſſible par un nombre d'effets ſecondaires & ſenſibles qui en dérivent, & qui ſont autant de ſignes de cet effet intérieur de la maladie. Ces ſignes d'une circulation languiſſante & prête à s'éteindre, ſont principalement une exceſſive foibleſſe de tout le corps, du pouls, du regard ; une extrême altération des traits de la phyſionomie, un froid permanent des extrêmités, des traces de lividité au bout des doigts des pieds, des mains, en quelques endroits du viſage ; l'expérience journaliere démontre la connexion de ces effets ſecondaires & ſenſibles, avec la langueur de la circulation du ſang qui les produit, & qu'ils indiquent. Le plus ou moins de ſagacité du Médecin à prévoir la mort prochaine d'un malade, dépend donc de ſon degré d'habileté à ſaiſir ces ſignes. Elle dépend auſſi de ſon attention aux autres ſignes qu'a préſenté, ou que préſente encore la maladie, & qui affoibliſſent ou confirment le pronoſtic d'une mort inévitable & prochaine, ſuivant qu'ils indiquent, ou que les viſceres ſont dans leur état d'intégrité, ou que quelqu'un d'entr'eux eſt affecté griévement.

Il eſt rare en effet que l'affoibliſſement ſucceſſif & l'entiere ceſſation de la circulation du ſang, ſoit l'effet immédiat de la maladie. Elle porte ordinairement ſes premieres atteintes ſur tel ou tel viſcere qui, affecté à un degré mortel, occaſionne à ſon tour l'affoibliſſement ſucceſſif &

l'entiere cessation de la circulation du sang. Dans le commencement d'un grand nombre de maladies aiguës qui deviennent mortelles, les forces vitales paroissent augmentées, loin d'être affoiblies. Lorsqu'elles s'affoiblissent au point de donner lieu de prévoir une mort prochaine, cet événement paroît presque toujours évidemment déterminé par l'influence de la maladie sur tel ou tel viscere, par l'affection grave & irrémédiable qu'elle y a produite. Sans parler de la péripneumonie, de l'inflammation du foie, & d'autres maladies de ce genre, où l'affection inflammatoire de tel ou tel viscere, est manifeste dès leur commencement: c'est une chose connue que les fievres aiguës qu'on nomme essentielles, que les fievres éruptives, la petite-vérole par exemple, la rougeole, ne deviennent mortelles, qu'autant qu'il survient dans leur cours une affection grave & irrémédiable de quelque partie intérieure. Tantôt leur influence mortelle est déterminée sur le cerveau ou sur ses meninges; tantôt sur le poumon ou sur la plévre; quelquefois sur un ou sur plusieurs visceres du bas ventre.

Quoique par leur nature particuliere, les fievres pestilentielles & malignes paroissent porter immédiatement une impression d'affoiblissement sur les organes de la circulation, sur les forces vitales; elles deviennent cependant mortelles de la même maniere. Il arrive à la vérité quelquefois dans la peste, que la circulation du sang est pour ainsi dire suffoquée, que le malade succombe dans le frisson même qui fait le début de la maladie. Une syncope survenue dans le cours d'une fievre pestilentielle ou maligne, suffit quelquefois pour occasionner la mort qui paroît alors déterminée par la seule impression de la maladie sur les organes de la circulation du sang ; mais ces événemens sont rares. La marche ordinaire de ces maladies, lorsqu'elles deviennent mortelles, c'est d'exciter, soit dès le commencement, soit dans leur cours, une affection irrémédiable de tel ou tel viscere. C'est ce que démontre la succession des symptomes que présentent ces maladies, quand elles se terminent par la mort. Dans quelques-unes ce sera un délire phrénétique, dans d'autres ce sera une affection soporeuse, ce seront quelquefois des convulsions épileptiques qui caractériseront la fâcheuse influence de la maladie sur le cerveau ou sur ses meninges. Un point de côté très-douloureux, une grande difficulté de respirer, annonceront son influence sur le poumon ou sur la plévre. Un météorisme excessif du bas ventre, une tumeur sensible & douloureuse survenue dans telle ou telle partie de cette cavité, marqueront dans d'autres cas les funestes effets de la maladie sur un, ou sur plusieurs visceres du bas ventre.

Les ouvertures des sujets qui ont succombé à des fievres aiguës, soit essentielles ou symptomatiques, ſoit inflammatoires ou malignes, confirment ce que je viens d'avancer ſur les cauſes intérieures des ſymptomes qu'elles développent. Elles démontrent la connexion de ces ſymptomes avec les affections intérieures qu'ils indiquent. Elles démontrent qu'il eſt bien rare qu'un homme ſuccombe à une fievre aiguë, ſans que l'ouverture de ſon cadavre ne faſſe voir la funeſte impreſſion que la maladie avoit porté ſur telle ou telle partie intérieure où elle avoit produit, ſoit un engorgement, ſoit une inflammation ou un abſcès, ou la gangrene, ou des puſtules purulentes, des puſtules, des taches gangréneuſes ; enfin quelquefois un épanchement dans l'une des trois cavités.

Nos Livres ſont pleins d'obſervations qui établiſſent la vérité de cette doctrine, qui d'ailleurs eſt adoptée par tous les Médecins qui portent quelqu'attention dans l'exercice de leur art. De là leur uſage de diriger à chaque viſite leurs interrogations, leur examen, de maniere à ſe bien éclaircir ſur l'état de ſouffrance ou d'intégrité des viſceres. De là ces expreſſions qui leur ſont ſi familieres en conſultant pour des malades attaqués de fievres aiguës : *Les viſceres, les cavités ſont libres ; ou au contraire la maladie menace de porter, ou elle porte à la tête, à la poitrine, au ventre ; elle affecte tel ou tel viſcere : cette affection paroît peu conſidérable, ou elle paroît grave.* Toutes expreſſions qui, dans le langage des Praticiens, marquent d'un ſeul mot l'eſpérance ou la crainte que leur inſpirent les ſymptomes que préſente la maladie, ſuivant qu'ils ont lieu d'en préſumer que les viſceres ſont intacts, ou qu'ils ſont affectés plus ou moins griévement.

Telle eſt donc la marche ordinaire des maladies lorſqu'elles deviennent mortelles. Elles affectent griévement tel ou tel viſcere, & cette affection portée à un certain degré occaſionne l'affoibliſſement ſucceſſif, & l'entiere ceſſation de la circulation du ſang. Telle eſt même la marche ordinaire des plaies pénétrantes, des plaies, des inflammations, des gangrenes des parties extérieures. Si une opération de la taille eſt ſuivie de la mort, ce ſera à raiſon de l'inflammation de la veſſie & des parties voiſines. La maladie mortelle, qui ſera la ſuite de cette opération, développera d'abord une fievre vive, une rénitence, une douleur, une extrême ſenſibilité dans la région hypogaſtrique, qui indiquera l'inflammation des parties que je viens de nommer; & cette inflammation parvenue à un certain degré, occaſionnera l'extrême affoibliſſement du pouls, & tous les autres ſignes avant-coureurs d'une mort inévitable & prochaine. Si l'inflammation d'une partie tendineuſe, ſi une fracture compliquée, une amputation, ſont ſuivies de la mort: on obſerve dans le cours de ces maladies, indépendamment de la fievre, ou un délire phrénétique, ou un tetanos, ou une affection ſoporeuſe, ou une grande difficulté de refpirer , un point de côté , ou tel autre fymptome qui caractérife la funefte influence de la maladie fur tel ou tel vifcere : & à la fuite de pareils fymptomes, ceux qui font les fignes d'une circulation languiffante & prête à s'éteindre. Il eft donc effentiel de connoître dans le plus grand détail les fignes qui indiquent l'intégrité des vifceres, le bon état des principaux organes de la circulation du fang, & ceux qui marquent au contraire l'influence plus ou moins fâcheufe des maladies aiguës fur ces organes, ou fur les vifceres. Ceux-ci annoncent toujours un danger plus ou moins preffant : les premiers nous raffurent. Ces fignes tirés de l'exacte obfervation des fymptomes différens que préfentent les maladies aiguës, lorfqu'elles tournent à la mort, ou lorfqu'elles tendent à la guérifon , forment la bafe la plus folide de leur pronoftic , & feront le fujet de notre premiere Section.

Lorfqu'un homme atteint d'une maladie aiguë , en guérit par les feules reffources de la nature, & fans le fecours de l'art, on obferve prefque toujours que cette heureufe terminaifon de la maladie eft dûe ou à quelque évacuation, ou à quelque dépôt extérieur, ou à quelque éruption , par lefquels la nature paroît porter hors des voies de la circulation, les humeurs dégénérées qui avoient excité la maladie. Les Médecins attentifs obfervent la même chofe chez prefque tous les malades qu'ils dirigent.

Les évacuations , les dépôts , les éruptions qui

peuvent ſurvenir dans le cours des maladies aiguës; ne ſont cependant pas toujours également ſalutaires. Dans certaines circonſtances ils annoncent le danger, quelquefois même une mort prochaine, il eſt donc intéreſſant de connoître & d'être en état d'apprécier tous les ſignes qui ſe rapportent à ces évacuations, à ces dépôts, à ces éruptions qui, ſuivant leurs différentes qualités & les ſymptomes qui les accompagnent, annoncent ou une prochaine guériſon, ou un danger plus ou moins preſſant. Ces ſignes qui feront le ſujet de la ſeconde Section, ne ſervent pas ſeulement à fonder notre Pronoſtic ; ils ſont encore utiles pour nous diriger dans le traitement des maladies aiguës. Faute de les connoître, ou de les obſerver, un Médecin s'expoſe à tomber fréquemment dans les erreurs les plus graves ; ſoit pour compter, ſans raiſon, ſur les reſſources de la nature, ſoit pour la troubler mal-à-propos par des remedes, dans le temps qu'elle travaille efficacement à terminer la maladie.

Nous raſſemblerons dans la troiſieme Section un nombre conſidérable de ſignes utiles à connoître, & qui n'auroient pu ſe ranger naturellement dans les deux premieres.

Nous expoſerons enfin dans la quatrieme les ſignes pronoſtics qui ſont particuliers aux inflammations & aux abſcès de poitrine, & à quelques autres maladies aiguës.

SECTION

SECTION PREMIERE.

CHAPITRE PREMIER.

Des ſignes qui indiquent l'état de force ou de langueur de la circulation du ſang, & des prônoſtics qu'on en doit tirer.

1. IL eſt avantageux dans les maladies aiguës que le pouls ſoit ſouple, qu'il ſoit égal, développé. Que pour le degré de force il ne s'éloigne pas beaucoup du naturel.

2. Le pouls qui eſt en même-temps fréquent, petit, mol, foible, ſouvent inégal, & qui perſiſte dans ce caractere, eſt habituel aux fievres peſtilentielles & malignes ; de même qu'aux inflammations de poitrine, aux eſquinancies, aux dyſſenteries que nous diſtinguons ſous le nom de malignes. * 1. Il annonce le danger.

3. Lorſque le pouls, de développé qu'il étoit, avec de la force ou même de la dureté, devient petit, mol, foible, c'eſt un ſigne fâcheux. On doit craindre que la maladie ne tourne bientôt à la mort. * 2. On doit au contraire bien augurer de l'iſſue de la maladie, lorſque perdant ce der-

nier caractere, le pouls acquiert plus de force & de l'étendue.

4. Le pouls très-petit, très-foible, annonce un danger imminent : le vermiculaire, le formicant une mort prochaine.

5. Le pouls vuide (c'est ainsi qu'on nomme celui qui ayant de l'étendue, est en même-temps mol & foible) annonce un danger imminent. * 3.

6. Quoique le pouls soit très-mauvais &, comme on dit, *misérable*, on ne doit cependant pas s'attendre à la mort prochaine du malade, si son attitude (15 & suiv.), si sa physionomie (24 & suiv.), ne donnent pas le même pronostic.

7. Le pouls intermittent, s'il a de la force, n'est pas aussi dangereux dans les maladies aiguës que l'ont cru les anciens : il n'annonce rien de fâcheux chez les vieillards : il précéde quelquefois les cours de ventre salutaires : il n'exclut pas même la saignée, si elle est d'ailleurs bien indiquée.

8. Dans le nombre des maladies aiguës, on en voit quelques-unes où le pouls est naturel pour la fréquence, ou même plus rare que le naturel. Ce caractere du pouls n'influe pas sensiblement sur le pronostic, qui se tire alors de la force ou de la foiblesse du pouls, & de tous les autres symptomes que présente la maladie.

9. Des matieres bilieuses, âcres, des vers qui agacent l'estomac ou les intestins ; une passion de

l'ame, une hémorrhagie, un vomiſſement, un cours de ventre ſubit & copieux, peuvent introduire dans le pouls une foibleſſe, une irrégularité paſſageres qui ne doivent pas effrayer.

10. Dans un grand nombre de cas, le pronoſtic fondé uniquement ſur le pouls, ſeroit évidemment trompeur, ſoit en bien, ſoit en mal. Il ne faut donc pas s'en rapporter au ſeul pouls. Mais on doit conſidérer, peſer, l'enſemble de tous les ſignes que préſente la maladie : on doit réfléchir attentivement ſur ce qui a précédé, & appuyer ſon pronoſtic ſur toutes ces conſidérations réunies.

11. Si demeurant quelque temps levé, un malade éprouve dans cette ſituation, une défaillance : on ne doit pas s'en allarmer.

12. Les défaillances qui au commencement d'une maladie aiguë ſont occaſionnées, ſoit par un amas de matieres bilieuſes, ou par des vers qui irritent l'eſtomac, n'ont rien de bien formidable.

13. La ſyncope même, quoique toujours allarmante, n'a pas ordinairement des ſuites funeſtes, lorſqu'elle eſt déterminée par les cauſes (11, 12) ou par une paſſion de l'ame.

14. Mais on doit mettre au rang des ſymptomes les plus dangereux, les défaillances, & ſur-tout les ſyncopes qui, ſurvenant dans le cours d'une maladie aiguë, ne paroiſſent dépendre en aucune maniere des cauſes (11, 12, 13). On a

pour lors tout à craindre qu'une nouvelle ſyncope n'enleve bruſquement le malade. * 4.

15. Pour juger ſainement de l'état des forces d'un malade, on doit conſidérer avec attention quelles ſont les attitudes qu'il prend, & qu'il peut ſoutenir.

16. C'eſt en général un ſigne très-favorable, que le malade puiſſe ſe lever pour ſatisfaire à ſes beſoins ; qu'il puiſſe même demeurer long-temps aſſis ſans ſe trouver mal : qu'au moins s'il garde le lit, il y ſoit couché ſur l'un ou l'autre côté, les bras, les jambes, les cuiſſes & le corps légérement fléchis ; attitude qui ſuppoſe de la force, & qui eſt familiere aux perſonnes en ſanté. *Hip.* 9.

17. Mais s'il demeure conſtamment couché ſur le dos ; une telle attitude eſt l'effet & le ſigne d'une grande foibleſſe. Familiere aux maladies aiguës les plus graves, elle concourt avec les autres ſymptomes pour en faire connoître le danger. *Hip.* 10.

18. Si dans cette attitude, il a les jambes écartées, ainſi que les bras ; les mains, les pieds le col, la poitrine découverts ; quoique ces parties ſoient ſenſiblement refroidies ; ces ſymptomes d'angoiſſe (20), & d'inſenſibilité (96), aggravent encore le fâcheux pronoſtic (17). *Hip.* 12.

19. Si gliſſant continuellement vers le pied du lit, les perſonnes qui l'aſſiſtent ſont ſouvent obligés de le relever vers le chevet. Ce ſigne de foi-

blesse excessive, doit être mis au rang des plus fâcheux. *Hip.* 11.

20. L'anxiété, c'est-à-dire, cette inquiétude intérieure & cruelle qui oblige le malade à s'agiter sans cesse, à changer à chaque instant de situation : l'anxiété, dis-je, annonce assez ordinairement une mort prochaine. Et dans ce cas la maladie a présenté auparavant, les symptomes les plus fâcheux ; & l'anxiété est accompagnée d'autres symptomes également funestes. Ceux-ci sont principalement un pouls très-mauvais (415), la face hipocratique (25, 27), un froid permanent des extrêmités, des sueurs froides, une excessive foiblesse, l'insensibilité. *Hip.* 13. 14.

21. Si tourmenté par un sentiment de chaleur interne le malade accablé, hors de lui, rejette continuellement les couvertures de dessus sa poitrine, on doit savoir que ce symptome est des plus funestes, qu'il accompagne souvent ou précéde l'agonie.

22 On ne doit pas porter un pronostic aussi fâcheux de l'anxiété, lorsqu'elle a lieu au commencement d'une maladie aiguë, sans avoir été précédée, sans être accompagnée d'aucun autre symptome funeste. Elle dépend souvent alors d'une simple affection de l'estomac irrité par un amas de matieres bilieuses, par des vers ; & elle cesse dès que l'estomac en est délivré, soit par les secours de l'art, soit par ceux de la nature.

23. Si dès le début d'une fievre aiguë, les forces du malade sont très-abattues, quoique la fievre ne soit pas fort vive, quoiqu'il n'ait précédé ni douleurs fortes, ni grandes évacuations : on a lieu de s'attendre que la maladie qui commence, sera une fievre maligne. *Hip.* 15.

24. Il est avantageux que la physionomie du malade soit à peu-près naturelle, que son regard soit net & ferme, que son visage ne soit pas excessivement maigre & décharné, que son teint ne s'éloigne pas beaucoup de ce qu'il étoit en état de santé, que ses levres conservent leur incarnat, qu'elles soient rapprochées, même durant le sommeil, à moins qu'il n'ait le nez bouché, ou qu'il n'ait coutume même en santé de dormir la bouche ouverte. *Hip.* 16.

25. Mais si son nez paroît allongé, ses yeux enfoncés, les temples affaissées, la peau du front séche & tendue, les oreilles froides, séches & retirées ; le teint excessivement pâle ou plombé, le regard tout-à-fait languissant, la levre inférieure pendante ; une telle altération dans les traits de la physionomie, indique la plus grande foiblesse, elle annonce un danger imminent. *Hip.* 16.

26. Ces symptomes sont cependant moins formidables, lorsqu'ils paroissent au commencement d'une maladie aiguë ; sur-tout lorsqu'ils ont été précédés & occasionnés par quelques excès, par une diarrhée très-forte, par un vomissement la-

borieux & opiniâtre, par une hémorrhagie considérable; dans ce cas cette altération dans les traits de la physionomie, a coutume de disparoître dans les vingt-quatre heures, souvent plutôt. Mais si, indépendamment d'aucune de ces causes, on observe de tels signes (25), à la fin d'une maladie aiguë qui ait développé précédemment les symptomes les plus fâcheux, & qui ait épuisé les forces du malade, on doit croire que sa mort est prochaine. *Hip.* 17.

27. Et dans ce dernier cas sa physionomie présente encore souvent d'autres signes qui confirment ce funeste pronostic. Son regard est quelquefois totalement éteint, ou il le dirige à contre-sens, c'est-à-dire, du côté opposé à celui de la voix qui l'appelle; ou ses yeux se remplissent de larmes. Ils paroissent salis, ou fixes & saillants, ou continuellement agités de mouvements brusques & convulsifs : ou les yeux restant ouverts, la prunelle se cache en tout ou en partie sous la paupiere supérieure. Quelquefois même la cornée se flétrit, se ternit : la prunelle se dilate : la bouche est tournée ou béante, les levres pâles & froides. On observe enfin quelquefois des traces de lividité aux temples, autour des levres. *Hip.* 18. *& suiv.*

28. La lividité des ongles, des bouts des doigts, un froid permanent des extrêmités, des sueurs froides, le râlement sont des symptomes qui

accompagnent ſouvent les ſignes funeſtes que nous venons de décrire. Et cette triſte ſcene eſt enfin terminée par une reſpiration qui d'un moment à l'autre devient plus rare, juſqu'aux derniers ſoupirs qui ſont marqués par d'affreuſes convulſions dans les muſcles de la bouche.

29. Une longue habitude d'obſerver avec attention chez les malades tous les ſignes que peuvent préſenter leur phyſionomie, leur attitude, leur reſpiration (55), donne au Médecin ce qu'on appelle le coup d'œil, c'eſt-à-dire, la faculté d'obſerver, d'apprécier rapidement les ſignes de cette eſpece, & d'en tirer des pronoſtics qui ſouvent ne ſurprennent pas moins par leur juſteſſe que par leur promptitude.

CHAPITRE II.

Des ſignes qui indiquent l'intégrité, ou une affection plus ou moins grave des viſceres.

30. IL eſt avantageux dans les maladies aiguës que le ventre ſoit ſouple comme dans l'état naturel, qu'il ne ſoit pas gonflé, qu'il ſoit exempt de douleur dans toute ſon étendue. *Hip.* 23.

31. Si le volume du bas-ventre paroît augmenté: ſi frappé légérement, il réſonne comme un tambour: on reconnoît à ces ſignes le gonflement venteux

venteux du bas-ventre, auquel on a donné le nom de météoriſme.

32. Le pronoſtic qu'on en doit tirer, eſt très-différent ſuivant ſes divers degrés.

33. Si le météoriſme n'a lieu que dans quelque région particuliere du bas-ventre, ou ſi occupant toute ſon étendue, il eſt cependant peu conſidérable; s'il n'eſt point compliqué de douleurs qui puiſſent faire ſuſpecter l'inflammation de quelque viſcere du bas-ventre, il n'a rien de formidable. On l'obſerve tous les jours dans des maladies aiguës qui ſe terminent heureuſement, & ſans aucune apparence de danger.

34. Mais ſi le ventre eſt énormement ſoulevé, tendu par les vents; un tel météoriſme eſt d'un fâcheux augure. *Hip.* 25. Il eſt ordinairement accompagné de nombre d'autres ſymptomes qui annoncent également ou le plus grand danger, ou une mort prochaine. * 5.

35. L'éruption de vents par en haut, fait ceſſer le météoriſme de la région épigaſtrique.

36. Celui qui a ſon ſiege dans l'un ou l'autre des hypocondres, ou dans toute l'étendue du bas-ventre, ſe diſſipe ordinairement par des ſelles copieuſes, par l'éruption de vents par en bas: ſoit que ces évacuations ſoient ſpontanées, ſoit qu'on les détermine par le moyen des purgatifs.

37. Les douleurs qui dans les maladies aiguës, peuvent ſurvenir dans telle ou telle partie du bas-

ventre ; ces douleurs , dis-je , font d'un pronoftic très-différent , felon qu'elles augmentent ou n'augmentent pas par la preffion.

38. Celles que la preffion ne rend pas plus vives, font occafionnées par des matieres bilieufes, âcres, par des vents, par des vers qui irritent l'eftomac ou les inteftins. De telles douleurs ne font pas d'un fâcheux pronoftic.

39. Les mêmes caufes (38), quoiqu'ayant leur fiege dans le bas-ventre, excitent cependant quelquefois des douleurs que le malade rapporte à la poitrine. Elles occafionnent auffi quelquefois la toux, la difficulté de refpirer. * 6.

40. Si dans le cours d'une fievre aiguë, le malade fe plaint de douleurs, de piquures vagues, foit dans le ventre, ou dans la poitrine; *Hip.* 45. on a lieu de préfumer qu'il a & qu'il rendra des vers ronds. Le caractere connu d'une maladie épidémique, confirme fouvent un tel foupçon, & le change prefque en certitude.

41. Si le malade fe plaint de fentir de temps en temps quelque chofe qui lui monte de l'eftomac au gofier, & qui femble menacer de l'étouffer ; un tel fymptome eft un figne prefqu'affuré de vers qui irritent l'orifice fupérieur de l'eftomac, & qui montent dans l'œfophage.

42. Une douleur plus ou moins vive à l'eftomac, & particuliérement au creux de l'eftomac, eft encore un fymptome qu'on obferve affez fréquemment dans les fievres aiguës.

43. Si la palpation, ſi une compreſſion légere de l'eſtomac n'augmente pas ſenſiblement cette douleur : on a lieu de croire qu'elle dépend de matieres bilieuſes, âcres, ou de vers qui irritent ſes membranes. On ne doit pas s'en allarmer.

44. Mais ſi la preſſion la plus légere augmente la douleur & la rend inſupportable : on doit la juger inflammatoire. Et dans ce cas elle eſt d'un fâcheux pronoſtic. *Hip.* 44. Elle eſt de plus accompagnée d'autres ſymptomes qui annoncent également le plus grand danger.

45. Si dans le cours d'une maladie aiguë, il ſurvient une douleur dans l'un ou l'autre des hypocondres, ou dans quelqu'autre partie du basventre, que la preſſion de la partie affectée n'augmente pas ; on doit juger qu'elle a ſon ſiege dans quelque inteſtin diſtendu par des vents, ou irrité par des matieres bilieuſes, par des vers.

46. Si l'exacte palpation y fait reconnoître la figure d'un inteſtin gonflé : ſi elle y fait ſentir & entendre quelque gargouillement, on ne peut plus douter que cette douleur ne ſoit produite par des vents.

47. Ces ſortes de douleurs ne ſont ni dangereuſes, ni durables. Des ſelles plus ou moins copieuſes, la ſortie de vents par en bas, quelquefois de ſimples borborigmes les font ceſſer. *Hip.* 41.

48. Mais ſi dans le cours d'une maladie aiguë, il ſe forme une tumeur rénitente & douloureuſe

dans quelque partie du bas-ventre : ſi la douleur devient ſenſiblement plus vive par une douce preſſion, ſi une compreſſion un peu plus forte la rend inſupportable ; un tel ſymptome indique l'inflammation de la partie où il a ſon ſiege. Il annonce le plus grand danger. Il eſt ordinairement accompagné de ſymptomes également formidables. *Hip*. 28. 29. 30. 31. 32.

49. Ce ſymptome peut ſe reconnoître, même dans les affections ſoporeuſes, par les grimaces que fait faire au malade la preſſion douloureuſe des parties où il a ſon ſiege.

50. Quoiqu'il ſoit ordinairement mortel, il ne l'eſt cependant pas toujours. Quelquefois, quoique bien rarement, ces ſortes de tumeurs dégénerent en abſcès, ſur-tout lorſqu'elles ont leur ſiege dans le foie. *Hip*. 32.

51. On a lieu de préſumer que la maladie prendra cette tournure, ſi le ſymptome (48) perſiſtant, on n'en obſerve pas d'autres qui concourent à annoncer une mort prochaine. *Hip*. 31. 32.

52. Lorſqu'il ſe forme un tel abſcès, il eſt à deſirer qu'il ſe porte en peu de temps à l'extérieur, & qu'il s'y manifeſte par cette eſpece de tumeur pâteuſe des téguments, qui dans les abſcès profonds, annonce qu'ils ſe portent au dehors, & que la fluctuation ſera bientôt ſenſible, de maniere à permettre de donner iſſue à la matiere. *Hip*. 38. 39.

53. En palpant avec attention le ventre des malades attaqués de fievres aiguës, on y découvre quelquefois, quoique rarement, dans la région ombilicale, une tumeur large, rénitente & solide, mais sans inflammation ni douleur. Ces sortes de tumeurs ne paroissent pas dangereuses. Elles ont coutume de se dissiper par d'abondantes déjections, soit spontanées, soit excitées par le moyen des purgatifs.

54. L'hydropisie ascite qui survient dans le cours d'une maladie aiguë, est ordinairement l'effet d'une inflammation d'entrailles mortelle. * 7. *Hip.* 43.

55. Si le malade respire comme dans l'état de santé ; s'il peut faire une profonde inspiration sans ressentir aucune gêne, aucune douleur, sans tousser : on doit en conclure non-seulement que le poumon, que la plévre ne souffrent pas ; mais même que les visceres du bas-ventre sont en bon état ; qu'il n'y a aucune altération grave dans la fonction de la circulation du sang : & par conséquent rien de plus consolant ; rien de plus propre à tranquilliser qu'un tel signe, lorsqu'on l'observe dans les maladies aiguës. *Hip.* 46.

56. Quoique la respiration paroisse assez libre ; si cependant le malade ne peut faire une profonde inspiration, sans ressentir dans quelque point de la poitrine une gêne, un chatouillement ou une douleur qui l'oblige à tousser. Ce symptome fait

connoître que la poitrine n'eſt pas abſolument intacte. Il doit déterminer le Médecin à examiner attentivement ſi le poumon ne ſouffre que d'une ſimple irritation, ou s'il n'y auroit pas lieu d'y ſuſpecter quelque affection plus grave.

57. Une fievre forte rend la reſpiration plus grande & plus fréquente que dans l'état naturel. Le pronoſtic de cette eſpece de reſpiration, n'eſt pas différent de celui de la fievre qui la produit.

58. Si dans le cours d'une fievre aiguë eſſentielle, on voit paroître les ſymptomes d'une pleuréſie, d'une péripneumonie. Une telle complication ne peut qu'être d'un fâcheux pronoſtic. *Hip.* 47.

59. Les inflammations de poitrine qui peuvent ſurvenir dans le cours des fievres aiguës, ne ſont cependant pas en général auſſi funeſtes, auſſi meurtrieres, que celles qui, dans les mêmes fievres, ſe forment dans les viſceres du bas-ventre * 8.

60. Les redoublements des fievres continues rémittentes, s'annoncent & préludent ſouvent par une toux importune.

61. La toux & même la difficulté de reſpirer; lorſqu'elles ont lieu ſeulement à l'entrée des redoublements, tiennent ſouvent plus à l'état de l'eſtomac irrité par un amas de bile, qu'à une véritable affection de poitrine.

62. Lorſqu'un malade eſt plus oppreſſé, couché ſur un côté que ſur l'autre; on doit ſavoir

que ce ſymptome appartient à différentes maladies, ſavoir à l'inflammation d'un des lobes du poumon, à l'abſcès du poumon, à l'épanchement du pus, à l'épanchement de ſéroſité dans un des côtés de la poitrine. On expoſera le diagnoſtic & le pronoſtic de chacun de ces différents cas, dans la quatrieme ſection, en parlant des inflammations de poitrine & des ſuites qu'elles peuvent avoir.

63. La précipitation du diſcours fait connoître, ou que le malade eſt dans le délire, ou que ſa reſpiration eſt conſidérablement gênée. Dans ce dernier cas le malade ne peut tenir un long diſcours; ſa parole eſt ſenſiblement plus précipitée à la fin de chaque phraſe, qu'au commencement. On reconnoît que ce ſymptome eſt un effet du délire, par les ſignes (76. 78. 79.) qui le caractériſent.

64. La reſpiration grande & rare, accompagne ordinairement les affections ſoporeuſes, les délires taciturnes. *Hip.* 48.

65. La reſpiration plaintive durant le ſommeil, eſt toujours un ſymptome grave, à moins qu'elle ne ſoit l'effet paſſager d'un rêve laborieux. Durant la veille, le pronoſtic de ce ſymptome eſt plus ou moins fâcheux, ſuivant le tempérament & le caractere du malade. S'il eſt délicat, douillet, accoutumé à exagérer ſes moindres ſouffrances, on s'en inquiétera peu. On en jugera tout autrement s'il eſt robuſte & patient.

66. La reſpiration petite & fréquente, eſt un ſymptome fâcheux, ſoit qu'elle dépende uniquement de l'exceſſive foibleſſe du malade, ſoit qu'elle ſoit l'effet d'une douleur vive dans la poitrine, d'un engorgement conſidérable du poumon, ou d'une douleur vive dans quelque partie du bas-ventre. *Hip.* 47.

67. La reſpiration qui eſt en même-temps petite, précipitée, laborieuſe, eſt encore plus funeſte.

68. La reſpiration laborieuſe, c'eſt-à-dire, celle qui ſe fait avec eſſoufflement, travail manifeſte des muſcles du col & de la poitrine, mouvement des aîles du nez : cette reſpiration, dis-je, annonce dans les maladies aiguës, une mort prochaine.

69. La reſpiration entrecoupée, *ſpiratio luctuoſa*, *ſpiritus offendens*, eſt un ſymptome des plus fâcheux. *Hip.* 51. 52.

70. S'il arrive dans le cours d'une fievre aiguë que le malade ſoit ſubitement ſaiſi d'une extrême difficulté de reſpirer : qu'il ſoit oppreſſé au point d'être obligé de ſe faire élever ſur des carreaux, & de ſe tenir aſſis, on doit en porter un funeſte pronoſtic. Ce ſymptome s'obſerve particuliérement dans les maladies inflammatoires de la poitrine. (441.) *Hip.* 53.

71. Le râlement indique l'agonie. Il eſt accompagné de tous les ſignes d'une mort inſtante.

72. Ce

72. Ce feroit être abfolument novice en Médecine, que de prendre pour le râlement, ce gargouillement paffager que produifent quelquefois dans les inflammations de poitrine, les crachats qui ont quelque peine à fortir.

73. La refpiration très-rare & dont les intervalles deviennent à chaque inftant plus prolongés, eft un avant-coureur immédiat de la mort.

74. Il arrive quelquefois, fur-tout dans les affections foporeufes, que cette efpece de refpiration annonce feule, & fans aucun râlement, le terme de la vie du malade.

75. Il eft avantageux dans les maladies aiguës, que le malade jouiffe pleinement des facultés de fon ame : qu'il n'ait rien d'altéré dans le fentiment & le mouvement, qu'il ait le regard net, qu'il n'ait point d'affoupiffement maladif, qu'il ne foit cependant pas privé du fommeil, que le fommeil dont il jouit foit paifible : tous ces fignes font favorables. On a lieu d'en conclure que le cerveau & le fyftême des nerfs ne fouffrent pas. *Hip.* 57.

76. Les erreurs de jugement dans les chofes les plus ordinaires, les erreurs manifeftes des fens, une imagination déréglée, ne font pas les feuls indices du délire. Tout changement furvenu dans la voix, dans le difcours, dans les geftes, dans les procédés, dans le regard même du malade ; tout changement, dis-je, de cette efpece

qui annonce que ſon ame n'eſt pas dans ſon aſſiette naturelle, ſuffit pour caractériſer le délire aux yeux d'un Médecin attentif, & qui a de l'expérience. *Hip.* 60. 61. 64. 65. 66.

77. On ne doit pas confondre avec le vrai délire, les révaſſeries des malades qui, ſoit en dormant, ou à moitié endormis, marmottent entre leurs dents, ou tiennent quelques diſcours déraiſonnable : rien de plus commun qu'un tel ſymptome, même dans les fievres les plus bénignes. Rien de moins alarmant, pourvu que le malade éveillé, interrogé, ait le regard naturel, & réponde à propos.

78. Une douleur de tête forte & opiniâtre, la rougeur des yeux & du viſage, le bourdonnement, le tintement des oreilles, l'inſomnie, des urines claires, ſont les ſymptomes qui pour l'ordinaire précédent le délire, & l'annoncent. *Hip.* 58. 62. 63.

79. Une imagination plus vive que dans l'état naturel, la loquacité, la parole précipitée, le regard vif, hardi, des yeux brillants, indiquent déjà un commencement de délire. *Hip.* 58.

80. Le délire gai & doux, c'eſt-à-dire, qui n'eſt ni furieux ni taciturne, & qui n'eſt compliqué ni d'affection ſoporeuſe, ni d'aucun autre ſymptome fâcheux, eſt ſouvent plus alarmant que dangereux. * 9. *Hip.* 67.

81. Il y a des perſonnes qui à raiſon de leur

constitution particuliere, tombent aisément dans le délire, dès qu'ils ont une fievre un peu vive : chez de tels sujets le délire est en général un symptome bien moins fâcheux, moins alarmant, qu'il ne l'est chez les personnes qui n'y sont point disposées par leur tempérament. *Hip.* 68.

82. Le délire s'observe plus communément, & il est en général moins dangereux dans les maladies des jeunes gens, que dans celles des personnes d'un âge mûr, des vieillards & des enfants. * 10. *Hip.* 68.

83. Le délire furieux ne s'observe que dans les maladies des jeunes gens.

84. Il est avantageux que le délire réponde à peu-près au degré de la fievre : qu'il augmente ou diminue avec elle.

85. Mais si le pouls & les forces s'affoiblissant, le délire persiste au même degré, ou augmente, on ne peut qu'en tirer un fâcheux pronostic.

86. Il est de bon augure que le malade tourmenté par le délire, trouve enfin le sommeil ; que ce sommeil soit doux & paisible, qu'il soit prolongé, qu'il efface le délire. De tels signes annoncent la guérison. *Hip.* 69.

87. Tout délire frénétique annonce un grand danger, soit que ce délire soit morne & silentieux, ou qu'il soit babillard, furieux. *Hip.* 73.

88. Si le malade étant dans un délire silentieux, ses mains tremblantes sont continuellement occu-

pées à éplucher sa couverture, ou une muraille voisine, on a tout à craindre qu'il ne succombe. *Hip.* 71. 72.

89. Il est désagréable & même fâcheux que le délire du malade roule sur des objets essentiels à sa conservation ; qu'il l'empêche de boire, de prendre de la nourriture, en un mot de se prêter à tout ce qui peut être utile à son rétablissement. *Hip.* 74.

90. Le délire compliqué de soubresauts des tendons, est toujours dangereux. On doit craindre encore plus de voir périr les frénétiques qui sont continuellement agités par une sensibilité excessive, par la peur. * 11. *Hip.* 70. 75.

91. Lorsque le délire est compliqué de mouvements convulsifs, soit dans les poignets, ou dans les yeux, ou dans les muscles de la face, dans ceux du col, de la tête, il est mortel.

92. Les convulsions épileptiques, le grincement de dents, qui surviennent dans un délire frénétique, annoncent pareillement la mort. L'extrême foiblesse, le tremblement, un pouls très-mauvais, des mouvements convulsifs, des yeux rouges & ternis, un vomissement de matieres brunes, noires, la langue séche, brûlée, tremblante, les levres écartées, les dents antérieures couvertes d'une matiere visqueuse, séche, brune, noire ; une extrême altération dans les traits de la physionomie, sont les symptomes qui accom-

pagnent le plus ordinairement le délire, lorſqu'il tend à la mort. *Hip.* 77. *& ſuiv.*

93. Si le délire frénétique ceſſe ſans raiſon, c'eſt-à-dire, ſi le malade reprend ſa connoiſſance, ſans que ce changement ait été occaſionné par quelque évacuation critique, ou par quelque dépôt, les ſymptomes funeſtes qui accompagnoient le délire perſiſtant; la mort du malade eſt très-prochaine (287).

94. Si ayant montré la langue au Médecin, le malade oublie de la retirer; ſi ayant demandé le pot de chambre, il oublie de piſſer &c.; de telles abſences ou diſtractions, indiquent qu'il a la tête priſe, & qu'il eſt ou dans le délire, ou dans une affection ſoporeuſe. *Hip.* 82.

95. Il eſt avantageux qu'il conſerve ſa ſenſibilité phyſique & morale: qu'il ſoit affecté comme dans l'état naturel, par le froid & le chaud, & par les autres cauſes qui peuvent agir ſur ſes ſens: que ſon ame montre ſa ſenſiblité ordinaire, dans les circonſtances qui peuvent l'intéreſſer ou l'émouvoir.

96. Mais ſi le malade ayant la bouche trèsſéche, beaucoup de chaleur à l'habitude du corps, il ne ſe plaint cependant pas de la ſoif; ſi on le trouve les pieds, les mains hors du lit, quoique froids; s'il va à la ſelle, s'il urine ſans le ſentir; s'il paroît ne prendre aucun inrérêt à ce qui ſe paſſe autour de lui; s'il ſe comporte

avec indifférence dans les ſcenes les plus attendriſſantes ; on doit en conclure qu'il eſt devenu inſenſible; que ſon cerveau eſt grièvement affecté. De tels ſymptomes annoncent donc le plus grand danger. *Hip.* 83. *& ſuiv.*

97. Il eſt avantageux, mais rare dans les maladies aiguës, que le malade dorme la nuit, & veille dans le jour, comme il avoit coutume de faire en état de ſanté.

98. Il eſt au moins ſalutaire qu'il prenne quelques heures de ſommeil ; que ce ſommeil ſoit paiſible, qu'à ſon réveil il ſe ſente refait, & ſoulagé. Plus il approche à cet égard de l'état naturel, mieux on doit augurer de l'iſſue de la maladie. *Hip.* 88. *& ſuiv.*

99. L'inſomnie précède ordinairement le délire, l'annonce (78), & l'accompagne.

100. Un ſommeil agité, plaintif, troublé par des rêves fatigants, & à la ſuite duquel le malade, loin de ſe ſentir ſoulagé, ſe trouve au contraire plus accablé : un tel ſommeil, dis-je, s'il ne doit pas être mis au nombre des ſymptomes graves, il doit au moins exciter l'attention du Médecin ſur le caractere, ſur la marche de la maladie, & ſur tous les ſymptomes qu'elle préſente, pour en tirer un juſte pronoſtic.

101. Si le ſommeil eſt troublé par des grincements de dents non habituels ; ſi le malade ſe réveille fréquemment en ſurſaut & avec frayeur ;

on doit craindre qu'il ne tombe dans des convulſions épileptiques, ſur-tout ſi c'eſt un enfant; & plus particuliérement encore s'il a les joues fort rouges, les yeux fixes & brillants. *Hip.* 103.

102. Si un malade qui dort plus que dans l'état naturel, eût-il même le ſommeil un peu ferme, excité cependant & bien éveillé, paroît avoir le regard net; s'il répond à propos & promptement aux queſtions qu'on lui fait; un tel ſommeil eſt ſouvent le ſimple effet d'une fievre un peu vive : il n'annonce nullement que le cerveau ſoit griévement affecté : il ne doit pas être confondu avec les affections ſoporeuſes.

103. Mais ſi le malade ne peut être réveillé; ou ſi excité, réveillé avec plus ou moins de peine, ſon regard paroît indécis, ſtupide; s'il paroît concevoir avec peine les queſtions qu'on lui fait : mais plus encore s'il n'y répond pas, ou ſi ſes réponſes tiennent du délire; ſi quoiqu'on lui parle, le ſommeil l'accable inceſſamment; s'il a les ſymptomes de l'oubli, de l'inſenſibilité (96) : de tels ſignes caractériſent une véritable affection ſoporeuſe qu'accompagne toujours le danger. *Hip.* 91.

104. Les affections ſoporeuſes, ſymptomes de fievres aiguës, ſont en général un peu moins dangereuſes, & plus familieres à l'âge mûr ou avancé, qu'à la jeuneſſe.

105. Leur danger eſt à peu-près proportionnel

à leur degré. Le carus est ordinairement mortel. *Hip*. 92. 93. 94. 95.

106. Les fievres intermittentes soporeuses, les rémittentes soporeuses dont les redoublements commencent par le frisson, cédent mieux à l'usage du kinkina bien administré, & sont moins funestes que les rémittentes soporeuses qui ont le type de véritables continues.

107. Si dans ces dernieres especes de fievre, peu fréquent & développé durant la rémission, le pouls devient très-fréquent, petit, mol, foible, inégal dans les rédoublements : si à chaque redoublement ce symptome paroît augmenter de quelques degrés, ainsi que la force & la durée de l'assoupissement : on a tout lieu de croire que la maladie sera mortelle.

108. Ce fâcheux pronostic est encore plus assuré, lorsqu'on a employé le kinkina sans réussir à supprimer ces redoublements, ou du moins à en diminuer la violence.

109. L'impossibilité d'avaler, le pouls très-mauvais, la respiration gênée, stertoreuse, ou excessivement rare ; des mouvements convulsifs, soit dans les doigts ou dans les poignets, dans quelques muscles de la face, ou dans ceux qui meuvent la tête, des parotides symptomatiques ; *Hip*. 97. un vomissement attrabilaire, un froid permanent des extrémités ; *Hip*. 96. la mâchoire inférieure pendante, la lividité des ongles, des bouts

bouts dès doigts ; des traces de lividité autour des levres, aux temples, sont les symptomes funestes qui, observés dans une affection soporeuse, annoncent qu'elle va être terminée par la mort.

110. La léthargie est quelquefois sympathique, & dépendante d'une inflammation, d'un abscès du poumon : & dans ce cas si le malade en échappe, elle est ordinairement suivie d'une expectoration purulente. *Hip.* 100.

111. Les soubresauts des tendons sont familiers aux fievres malignes, & aux autres maladies aiguës qui participent de leur caractere ; on les observe aussi dans les plaies graves, dans les fractures compliquées, lorsque prenant une mauvaise tournure, elles excitent des fievres du même genre. Ils annoncent donc toujours le danger. * 12.

112. Le pronostic plus ou moins fâcheux qu'on en doit tirer, se déduit du degré de force de ce symptome, de l'exacte considération de tous les autres symptomes que présente la maladie, & enfin de l'âge du sujet.

113. Plus familier aux maladies de la jeunesse, ce symptome est aussi moins dangereux à cet âge, que dans l'enfance, dans l'âge mur ou dans la vieillesse.

114. S'il arrive dans le cours d'une maladie aiguë accompagnée des symptomes les plus fâ-

cheux, que le pouce de l'une ou de l'autre main, soit de temps en temps agité de mouvements brusques & convulsifs ; si l'on observe de semblables mouvements, soit dans un poignet, soit dans quelque partie de la face, soit même, comme cela arrive quelquefois, dans les muscles qui meuvent la tête sur le col : un tel symptome annonce une mort prompte & certaine.

115. On observe quelquefois, mais sur-tout dans les affections soporeuses des enfants, de semblables mouvements convulsifs dans les globes des yeux.

116. Ce dernier symptome est aussi mortel, lorsqu'il survient à la fin d'une maladie, soit aiguë, soit chronique. Quoique toujours très-grave, il n'est cependant pas si funeste, au début d'une fievre aiguë, de la petite vérole, par exemple, durant l'assoupissement léthargique qui suit ordinairement les convulsions épileptiques si familieres, dans l'enfance, au prélude de cette maladie.

117. Les convulsions épileptiques qui surviennent à la fin d'une maladie aiguë sont mortelles, pour les enfants comme pour les adultes. *Hip.* 107. 108. 109. 110. Ces convulsions sont quelquefois précédées & annoncées par un sentiment de tension dans les muscles du col, & par une douleur sans enflure ni rougeur dans le gosier. *Hip.* 112. 113. 114. * 13. Celles qui surviennent à la fin

d'une maladie chronique, sont également funestes à tous les âges. * 14.

118. Quoique toujours effrayante, ces convulsions ne sont cependant pas à beaucoup près aussi dangereuses, lorsqu'elles surviennent au début d'une maladie aiguë.

119. Mettant à part les cas énoncés dans le (117), ces convulsions s'observent plus fréquemment, & sont moins dangereuses dans la premiere enfance, jusqu'à l'âge de six à sept ans, que dans un âge plus avancé. *Hip.* 103.

120. Un épileptique peut avoir dans le cours d'une maladie aiguë, une ou plusieurs attaques d'épilepsie, qui, tenant alors à une maladie chronique & habituelle, ne doivent pas influer sensiblement sur le pronostic de la maladie aiguë.

121. Les femmes & sur-tout celles qui sont délicates, vaporeuses, hystériques, éprouvent des affections convulsives par des causes plus légeres & en général avec moins de danger que les autres sujets. *Hip.* 101.

122. Les convulsions occasionnées par une hémorrhagie énorme, par une superpurgation, par de cruelles douleurs, annoncent le plus grand danger. *Hip.* 116. 117. 118. 119. 120.

123. Les douleurs excessives & de longue durée, doivent faire craindre que le malade ne tombe dans des convulsions épileptiques, & ensuite dans l'apoplexie. *Hip.* 98. * 15.

124. Si le hoquet ſurvient dans le cours d'une maladie aiguë, on doit ſur-tout conſidérer quels ſont les ſymptomes qui l'ont précédé, quels ſont ceux qui l'accompagnent, quelles cauſes paroiſſent l'exciter.

125. Lorſqu'il n'eſt accompagné d'aucun ſymptome fâcheux, il eſt ſouvent le ſimple effet d'une irritation de l'eſtomach agacé, moleſté par des humeurs bilieuſes, glaireuſes, acides, par des vers : & alors le vomiſſement, des déjections copieuſes le font ceſſer. Quelquefois auſſi une ample boiſſon délayante ou aigrelette ſuffit pour le faire diſparoître.

126. Si les autres ſymptomes font connoître que le hoquet dépende de l'inflammation de quelque viſcere du bas-ventre, il eſt mortel. Il eſt d'un pronoſtic très-fâcheux dans la paſſion iliaque, dans les hernies étranglées, dans les dyſſenteries.

127. Le hoquet qui ſurvient à la fin d'une maladie aiguë, précédé & accompagné des ſymptomes les plus fâcheux, les forces du malade étant épuiſées, eſt mortel.

128. On peut en dire autant de celui qui ſuit une hémorrhagie énorme. *Hip.* 118.

129. Survenant dans une maladie aiguë, à la ſuite d'un vomiſſement ſymptomatique verd, porracé, atrabilaire, le hoquet annonce une mort prochaine. *Hip.* 101.

130. Le tétanos eſt mis avec raiſon au nombre des maladies aiguës les plus vives dans leur marche, & le plus ſouvent mortelles. *Hip.* 123.

131. Lorſqu'un bleſſé éprouve une tenſion douloureuſe dans les muſcles du col, ou qu'il ne peut ouvrir la bouche : ces ſymptomes annoncent le tétanos, & par conſéquent le danger d'une mort prochaine. *Hip.* 114.

132. J'ai parlé plus haut (92, 101.) du pronoſtic du grincement de dents.

133. La ſurdité eſt un ſymptome qu'on obſerve particuliérement dans les fievres malignes.

134. Survenant au commencement d'une fievre aiguë, elle aide à la caractériſer, & donne lieu de s'attendre au délire frénétique, & en général aux ſymptomes les plus graves.

135. La ſurdité qui ſurvient à la fin d'une telle fievre eſt mortelle, ſi elle eſt ſymptomatique. Mais le plus ſouvent elle a dans cette période de la maladie, quelque choſe de critique. A meſure qu'elle s'établit, le malade paroît ſoulagé.

136. Pour l'ordinaire elle ſe diſſipe peu à peu dans la convaleſcence. Quelquefois auſſi elle réſiſte à tous les remedes & le malade demeure ſourd.

137. Les fievres malignes ſe terminent auſſi quelquefois par la goutte ſereine, par la perte de la mémoire, par l'imbécillité ; affections qui comme la ſurdité ſe diſſipent ſouvent, mais non toujours dans la convaleſcence.

138. Lorſqu'à la fin d'une fievre aiguë la cécité ſurvient, les ſymptomes les plus funeſtes perſiſtant, c'eſt un ſigne de mort prochaine.

139. Chez les enfants, ce ſymptome (138) ſe reconnoît aiſément, même dans les affections léthargiques apoplectiques, par l'exceſſive dilatation des prunelles.

140. Si approchant une bougie alumée de l'œil d'un enfant ainſi affecté, on obſerve que la prunelle ne ſe reſſerre en aucune maniere, c'eſt un ſigne que l'œil a perdu toute ſa ſenſibilité.

141. Ce ſymptome eſt ſouvent compliqué de mouvements convulſifs dans les globes des yeux.

142. De tels ſignes (140. 141.) annoncent une mort prochaine. Il y a cependant un cas où ils ne ſont pas conſtamment ſuivis de la mort : c'eſt lorſqu'ils ont lieu dans une affection ſoporeuſe, ſuite de convulſions épileptiques, au début d'une fievre aiguë, & particuliérement de la petite vérole.

143. La paralyſie de la langue, l'hémiplégie, la paralyſie croiſée * 16, ſurvenant dans le cours d'une fievre maligne, & purement ſymptomatiques, annoncent le plus grand danger.

SECONDE SECTION.

Des évacuations, des dépôts, des éruptions qu'il est important d'observer dans les maladies aiguës, & des pronostics qu'on en doit tirer.

144. Pour traiter convenablement les maladies aiguës, pour être en état d'en porter un juste pronostic, il est essentiel de bien connoître tout ce qui a rapport à leurs solutions spontanées.

145. Préparer & effectuer telle ou telle évacuation, tel ou tel dépôt ou éruption, sont les moyens dont la nature se sert tous les jours sous nos yeux, pour opérer la guérison de ces maladies.

146. Ces solutions spontanées des maladies aiguës, s'observent, & chez les malades qui sont abandonnés aux seules ressources de la nature, & chez ceux qui sont sous la conduite des Médecins.

147. Le systême de pratique peut influer, comme on le verra (383. & *suiv.*), sur quelques unes de ces solutions spontanées, & les rendre plus fréquentes ou plus rares, suivant qu'on fait plus ou moins d'usage de tel ou tel moyen de guérir.

148. Les solutions spontanées qui s'opérent

promptement, prennent le nom de crises. Celles qui s'opérent peu à peu & par degrés, retiennent le nom de solution.

149. L'adjectif *critique*, employé en parlant d'une évacuation, d'un dépôt, d'une éruption, les caractérise salutaires & contribuant efficacement à l'heureuse terminaison de la maladie. On emp'oie dans un sens opposé l'adjectif *symptomatique*. On dit qu'une évacuation est symptomatique, lorsqu'elle ne contribue ni à guérir, ni même à diminuer la maladie.

150. On dit qu'une maladie aiguë est parvenue à l'état de coction, lorsqu'elle présente les signes qui annoncent que la nature se dispose à opérer l'évacuation salutaire qui doit la terminer. *Voyez* 168. 190. 279. 282. 284.

151. Les notions préliminaires suffisent pour l'intelligence de ce qui suit. Cette matiere importante sera traitée avec plus d'étendue & plus à sa place, lorsque nous aurons exposé les signes favorables ou fâcheux qu'on peut tirer de l'observation des évacuations, des dépôts, des éruptions, suivant leurs qualités & les différentes circonstances qui les accompagnent.

152. Le dégoût de toute espece de nourriture & de boisson; une langueur d'estomac, des nausées, une foiblesse générale, une douleur, une pesanteur à la partie antérieure de la tête, le vertige, la cardialgie, le tremblement des levres, la

la ſalivation, ſont les avant-coureurs ordinaires du vomiſſement.

153. Si au commencement, ou dans le cours d'une maladie aiguë, le malade vomit, avec ſoulagement, une matiere qui paroiſſe mêlée de glaires & de bile. Un tel vomiſſement eſt de bon augure : il contribue à diminuer la violence de la maladie.

154. Le vomiſſement qui tourmente inutilement le malade, ſans lui procurer aucun ſoulagement, eſt inutile & ſymptomatique. Il annonce la violence, ſouvent le danger de la maladie.

155. Le ſoulagement qui ſuit ou ne ſuit pas, eſt dans le vomiſſement, comme dans les autres évacuations, dans les éruptions, les dépôts, la pierre de touche la plus ſûre pour juger du bon ou du mauvais pronoſtic qu'on en doit tirer.

156. Et cette vérité (155) s'étend au vomiſſement qui eſt produit par le moyen d'un remede émétique.

157. Le vomiſſement critique eſt annoncé par les ſignes (152) combinés avec les ſignes de coction (168. 100. 279. 282. 284.).

158. Il eſt rare de voir une fievre aiguë ſe terminer complétement, être jugée par le ſeul vomiſſement.

159. Lorſqu'au début d'une fievre aiguë, le malade eſt tourmenté par un vomiſſement laborieux, opiniâtre, ſymptomatique : on a lieu de

s'attendre que cette maladie sera grave, dangereuse. La petite vérole fait exception. Le plus ou moins de danger de cette maladie ne paroît pas répondre au vomissement plus ou moins laborieux & opiniâtre qui accompagne son prélude.

160. Si dans le cours d'une fievre aiguë, le malade est tourmenté de nausées fréquentes & sans effet ; ce symptome annonce le danger. *Hip.* 134.

161. Tout vomissement symptomatique annonce le danger. Mais si la matiere d'un tel vomissement est de la bile pure, d'un jaune décidé, foncé ; elle ajoûte encore au danger du pronostic. *Hip.* 135.

162. Le vomissement d'une bile verte, est d'un pronostic encore plus fâcheux. *Hip.* 131.

163. Le vomissement atrabilaire annonce dans les maladies aiguës, une mort prochaine. * 17. *Hip.* 131. 132.

164. Les pronostics (161. *& suiv.*) s'étendent aussi aux fievres aiguës qui sont produites par des plaies. *Hip.* 133.

165. Le vomissement de sang noir, soit liquide, ou grumelé, quoiqu'accompagné d'un pouls très-mauvais, des signes de la plus grande foiblesse, n'est cependant pas dans les maladies aiguës, d'un pronostic aussi funeste, que le vomissement atrabilaire (163).

166. Si les humeurs rendues par le vomisse-

ment, déposent une matiere hachée, une espece de marc : on reconnoît à ce signe le vomissement iliaque, tant aigu que chronique, qui est toujours accompagné du plus grand danger. * 18.

167. Les déjections fournissent dans le cours des maladies aiguës, des signes qu'il est important de bien connoître, & qui contribuent à la justesse du pronostic. Le jeune Médecin ne sauroit trop tôt se défaire de cette honte déplacée, de cette espece d'embarras qu'il éprouve en demandant à les voir. Le bien de l'humanité qui est l'objet de notre art, ennoblit les choses qui paroissent les plus abjectes aux yeux du vulgaire.

168. Il est avantageux dans le cours des maladies aiguës, que les déjections soient naturelles pour la consistence & les autres qualités. *Hip.* 137. Si précédemment liquides, elles deviennent plus épaisses, ce changement est favorable. C'est un signe de coction qui annonce que la maladie tend à sa guérison. *Hip.* 140.

169. Les borborigmes, le météorisme, un sentiment de pesanteur dans la région des reins, la molesse, l'inégalité, quelquefois l'intermittence du pouls, sont les signes qui ont coutume d'annoncer le cours de ventre, & qui, précédés des signes de coction, donnent lieu d'espérer qu'il sera critique.

170. S'il se déclare un cours de ventre dans les premiers jours d'une fievre aiguë, qui ait débuté

par les ſymptomes qui caractériſent une maladie grave (294) ; ce ſeroit donner une preuve d'inexpérience, que de ſe flatter qu'à cette période de la maladie, ce cours de ventre put être critique. Il concourt au contraire avec les autres ſymptomes, à faire connoître que la maladie ſera grave & dangereuſe. *Hip.* 148.

171. Pour être critique le cours de ventre doit être copieux.

172. La matiere d'une diarrhée critique, a ordinairement la conſiſtence d'une purée plus ou moins épaiſſe ; ſa couleur eſt jaune, tirant plus ou moins ſur le brun. *Hip.* 140. 141.

173. La médecine perfectionnée, paroît en uſant à propos des laxatifs, prévenir ſouvent la nature & rendre ces ſortes de criſes plus rares de nos jours, qu'elles ne l'étoient chez les anciens.

174. Le cours de ventre qui ſurvient dans une fievre aiguë, eſt ſouvent avantageux, ſans être complétement critique. La qualité (172.) des déjections, mais ſur-tout le ſoulagement marqué qu'en retire le malade, le font reconnoître.

175. Tout cours de ventre purement ſymptomatique, doit être mis au nombre des ſignes défavorables.

176. Le cours de ventre ſéreux, copieux, ſymptomatique, eſt familier aux fievres malignes ; il annonce le danger.

177. Ce cours de ventre eſt d'autant plus dan-

gereux : il épuiſe d'autant plus vîte les forces du malade, que les ſelles ſont plus fréquentes & plus copieuſes.

178. On doit être fort inquiet ſur le ſort d'une femme en couche que ſaiſit un pareil cours de ventre ; ſur-tout s'il ſurvient dans les premiers jours de la couche.

179. Les ſelles de couleur d'argile, donnent lieu de ſoupçonner des vers.

180. Si le malade rend des vers, il vaut mieux qu'ils ſortent morts & à la fin de la maladie, lorſqu'elle paroît en mouvement de diminution, que vivants & au commencement.

181. Les ſelles qui ſont liquides, couleur de jaune d'œuf, ſymptomatiques, annoncent le danger. Celles qui ſont liquides, vertes, porracées, ſont d'un augure encore plus fâcheux.

182. Les ſelles atrabilaires, c'eſt à-dire, liquides, brunes, livides, noires, annoncent une mort prochaine, ainſi que celles dont l'odeur eſt cadavéreuſe.

183. Les déjections de ſang noir, caillé, moulé en forme de boudins, ſont quelquefois une ſuite naturelle d'une forte hémorrhagie du nez, dans laquelle le malade a avalé beaucoup de ſang.

184. On doit auſſi s'attendre à obſerver de pareilles déjections, après le vomiſſement de ſang.

185. Les déjections de ſang noir, ſoit liquide

ou caillé, ſurviennent auſſi quelquefois dans les fievres aiguës, ſans qu'il ait précédé ni forte hémorrhagie du nez, ni vomiſſement de ſang.

186. Malgré l'extrême foibleſſe du pouls & de tout le corps ; malgré l'exceſſive altération de la phyſionomie (25.) qui accompagnent ordinairement de telles déjections (184. 185.) ; elles ne ſont cependant pas à beaucoup près auſſi funeſtes que les déjections atrabilaires. Le malade en échappe ordinairement, s'il eſt bien traité. Elles paroiſſent même avoir dans certains cas, quelque choſe de critique. * 19.

187. Les déjections dyſſentériques qui ſurviennent dans le cours d'une maladie aiguë, ſont ou ſalutaires, ou d'un pronoſtic plus ou moins fâcheux, ſuivant qu'elles ſoulagent ſenſiblement le malade, ou qu'elles ſont purement ſymptomatiques.

188. Lorſque la ſuppreſſion d'un cours de ventre eſt ſuivie de météoriſme, d'une augmentation de foibleſſe, de dégoût ; c'eſt un ſigne que la diſpoſition actuelle du malade exige que le cours de ventre ſoit rétabli.

189. Cette propoſition (188) s'applique avec la même juſteſſe, aux cours de ventre qu'on peut obſerver dans les maladies chroniques. *Hip.* 154.

190. Il eſt avantageux dans les maladies aiguës, que les urines donnent des ſignes de coction, c'eſt-à-dire, qu'elles ſoient naturelles pour la conſiſ-

lence ; la couleur & l'énéorême. Il est sur-tout avantageux qu'elles parviennent par degrés à cet état de coction, & qu'elles y persistent. De telles urines donnent lieu de prévoir que la maladie se terminera bientôt & heureusement.

191. On ne doit pas se fier à la coction des urines qui paroît au début d'une maladie, à moins qu'elle ne présente tous les signes d'une fievre éphémere.

192. On ne doit pas non plus tirer un pronostic favorable des urines qui présentent alternativement des signes de coction & de crudité. Cette variation dans les urines, donne lieu de prévoir que la maladie n'est pas prête à se terminer.

193. On observe quelquefois dans le cours des fievres malignes, & même dans certains cas, peu d'heures avant la mort, qu'au milieu des symptomes les plus funestes, les malades rendent des urines parfaitement naturelles.

194. Il faut connoître ces exceptions (191. 192. 193.). Il faut en tirer cette conséquence, que qui fonde uniquement son pronostic sur un tel signe, est très-sujet à se tromper. Mais il faut se garder d'en conclure que l'inspection des urines n'est d'aucune utilité pour le pronostic.

195. Les urines qui, transparentes lorsque le malade vient de les rendre, se troublent ensuite & déposent un sédiment épais, blanc, uni ; ces

urines, dis-je, annoncent la ſolution de la maladie; elles ſont véritablement critiques.

196. Cette eſpece de ſolution ſpontanée des maladies aiguës s'opere ordinairement ſans trouble. Elle n'eſt point accompagnée de ſymptomes alarmants. Elle ne mérite pas le nom de criſe, à prendre ce mot dans le ſens exact (355.).

197. Le ſédiment (195) a pour l'ordinaire une légere teinte de rouge.

198. Les urines abſolument claires, deſtituées de couleur & d'énéorême, donnent lieu de croire que la maladie n'eſt pas prête à ſe terminer.

199. Ces urines ſont d'un pronoſtic un peu plus grave chez les enfants dont les urines, ſont en état de ſanté plus épaiſſes que celles des adultes, & ſur-tout des femmes délicates, vaporeuſes.

200. Les urines jumenteuſes, c'eſt-à-dire, qui ſe troublent ſans dépoſer, ſont au nombre des ſignes défavorables.

201. On peut en dire autant des urines ardentes, dont le pronoſtic eſt d'autant plus fâcheux, qu'elles ſont plus rouges, & en plus petite quantité.

202. Les urines ardentes au point de paſſer à la couleur brune, noire, ſont d'un funeſte pronoſtic, ſoit qu'elles aient un énéorême, un dépôt de même couleur, ou qu'elles n'en aient pas.

203. Galien, Duret & pluſieurs autres Auteurs, aſſurent

assurent que ces urines sont d'un pronostic beaucoup moins fâcheux chez les femmes dont les lochies ou les menstrues sont supprimées.

204. Tout changement dans les urines, des qualités (198. & *suiv.*) vers l'état de coction (190). est avantageux. Il est au contraire fâcheux que les urines, de cuites qu'elles étoient, deviennent claires ou jumenteuses, ardentes &c.

205. On ne doit pas confondre le sédiment farineux, surfuracé, avec le sédiment critique (195. 197.). Celui-là est au nombre des signes défavorables.

206. Dans les fievres malignes, & dans les autres maladies aiguës qui participent de leur caractere, le pissement de sang est un symptome funeste.

207. L'expérience prouve que la rétention d'urine qui survient dans une maladie aiguë, n'est pas un symptome aussi fâcheux qu'on seroit porté à le croire, à en juger par le simple raisonnement.

208. Bien plus, elle sert quelquefois, quoique rarement, de crise complete à de telles maladies. * 20.

209. Si dans le cours d'une maladie aiguë, il survient une sueur abondante, universelle, vaporeuse, & qui soulage : cette sueur est avantageuse & de bon augure : elle diminue, souvent même entiérement critique, elle termine la maladie. *Hip.* 171. 172. 177.

210. La crise prompte & complete par la sueur, est souvent *immédiatement* précédée de cette espece de frisson qu'on appelle *rigor. Hip.* 178. * 21.

211. L'humectation, la souplesse de la peau, le pouls mol, souple, développé, étendu, onduleux, joints aux signes de coction, donnent lieu d'attendre des sueurs, soit simplement utiles, soit entiérement critiques & décisives.

212. Ce pronostic est souvent fortifié par la considération du tempérammment particulier du malade ; si ses maladies ont coutume de se terminer par la sueur.

213. La sueur qui termine les accès de fievres intermittentes, ou les redoublements d'une fievre continue, annonce seulement la fin de l'accès, ou du redoublement, mais ne fait rien au pronostic de la maladie.

214. La sueur peut-être avantageuse & même critique dès le premier jour, dans une fievre éphémere, dans une fievre de rhume. Mais on ne doit pas s'attendre qu'elle ait rien de critique, si elle paroît au commencement d'une fievre qui ait débuté avec les symptomes d'une maladie grave.

215. La sueur purement symptomatique doit être mise au rang des signes défavorables. *Hip.* 173.

216. La sueur qui se borne au front, au visage, au col, le reste du corps étant dans un état de sécheresse, cette sueur, dis-je, est symptomatique. Elle annonce dans les maladies aiguës le danger

dont le degré doit être déterminé par la considération des autres symptomes que présente la maladie.

217. Les sueurs froides, soit générales, soit partielles (216.), précédées & accompagnées des symptomes les plus fâcheux, annoncent une mort prochaine. *Hip.* 174. 175. 176. 179.

218. On ne doit pas ignorer que les parties suantes, & découvertes, se refroidissent aisément par l'action de l'air extérieur. On doit savoir distinguer par le grand usage, le degré de froid de telles sueurs, de celui des sueurs froides mortelles : on doit savoir que celles-ci sont toujours précédées & accompagnées des signes les plus funestes. Faute de pareilles attentions, on pourroit tomber dans les erreurs de pronostic les plus absurdes.

219. La sueur quoique chaude, quoiqu'abondante & universelle, n'en annonce pas moins quelquefois une mort prochaine ; & dans ce cas, elle est accompagnée d'une excessive foiblesse, de la face hipocratique, de l'anxiété, en un mot des symptomes les plus funestes. Cette sueur paroît quelquefois visqueuse.

220. Les maladies aiguës sont quelquefois subitement terminées par une hémorrhagie du nez. *Hip.* 127.

221. Cette crise est particuliere aux jeunes gens depuis l'âge de quatorze à quinze ans, jusqu'à celui de trente à trente-cinq. *Hip.* 180.

222. La méthode que les médecins suivent de

nos jours dans le traitement des maladies aiguës, paroît rendre les crises par hémorrhagie du nez, un peu moins fréquentes qu'elles ne l'étoient chez les anciens.

223. La jeunesse du sujet, sa disposition particuliere à l'hémorrhagie du nez, le pouls rebondissant, la rougeur du visage, l'assoupissement, le tintement d'oreille, la démangeaison dans les narines, sont les circonstances principales, qui jointes à des signes de coction (168. 190. 279. 282. 284.) donnent lieu de s'attendre que la maladie sera bientôt jugée par cette espece de crise. *Hip*. 180. 181. 182.

224. Si le visage est notablement plus rouge d'un côté que de l'autre, on est en droit de présumer que le sang viendra de la narine du même côté.

225. Cette crise est souvent précédée de veilles opiniâtres, de rougeur des yeux, d'un délire phrénétique, de violentes douleurs de tête, & d'autres symptomes allarmants.

226. L'hémorrhagie du nez qui ne procure aucun soulagement, est un symptome grave. *Hip*. 184.

227. S'il arrive dans le cours d'une maladie aiguë, que le malade rende par le nez seulement quelques gouttes de sang : une telle hémorrhagie ne peut être critique. On doit la mettre au contraire au nombre des symptomes graves, sur-tout chez les sujets d'un âge mûr, ou avancé. *Hip*. 183.

128. Chez les jeunes gens, si ce symptome est

accompagné ou suivi des signes (223.); il concourt avec eux, pour annoncer une hémorrhagie critique.

229. Chez les femmes, l'éruption abondante & prématurée des menstrues, supplée quelquefois à l'hémorrhagie du nez, pour juger & terminer promptement les maladies aiguës.

130. Si la période des menstrues tombe dans le cours d'une maladie aiguë, il est avantageux & de bon augure, qu'elles paroissent au temps & à la quantité ordinaire.

231. Les pertes de sang symptomatiques, sont d'un pronostic fâcheux.

232. Le pissement de sang, l'hémopthysie abondante, ne surviennent gueres que dans le cours des fievres malignes, & particuliérement des petites véroles du plus mauvais caractere, où ces hémorrhagies annoncent une mort assurée.

233. Les parotides s'observent également dans les fievres pestilentielles, & dans les fievres malignes. Les bubons soit inguinaires, soit axillaires ou cervicaux, appartiennent plus particuliérement aux fievres pestilentielles. *Hip.* 186. 188.

234. Le bubon est avantageux & de bon augure, lorsque son éruption est suivie d'un soulagement marqué; il est entiérement critique, lorsqu'il fait cesser la fievre & tous les symptomes formidables qui l'accompagnoient. *Hip.* 187. Dans l'un & l'autre cas, il est à desirer qu'il prenne promptement la tournure de la suppuration. *Hip.* 191.

235. Ce qu'on vient de dire du bubon, eſt également vrai des parotides.

236. La déliteſcence d'un bubon, d'une parotide, eſt ſuivie de la mort, ſi l'une ou l'autre de ces tumeurs n'eſt ſubitement remplacée par une tumeur ſemblable, ou par un charbon critique, ou par une évacuation critique. *Hip.* 186. 192.

237. La réſolution de ces ſortes de tumeurs, n'eſt pas accompagnée du même danger, ſi elle ſe fait peu à peu & par degrés.

238. Les parotides, les bubons ſymptomatiques, annoncent une mort prochaine. *Hip.* 187.

239. En temps de peſte, le bubon qui ſurvient à un homme ſain d'ailleurs, & qui n'a aucun autre ſigne de maladie, doit être regardé comme préſervatif. Il annonce que cet homme ayant été infecté, la nature a dépoſé heureuſement le venin peſtilentiel dans cette tumeur, ſans lui donner pour ainſi dire le temps de développer la maladie.

240. Le charbon eſt un ſymptome familier aux fievres peſtilentielles. On l'obſerve auſſi dans quelques fievres malignes du bas Languedoc, de la Provence, &c.

241. Lorſque l'éruption d'un charbon fait ceſſer la fievre & les ſymptomes formidables qui l'accompagnoient : lorſque la gangrene qui caractériſe cette tumeur, ſe borne promptement : le charbon eſt critique ; il termine la maladie.

242. Si la nature ne borne pas la gangrene : ſi

les cauſtiques, ſi le fer ſont employés inutilement pour la borner : ſi la fievre perſevere, le pouls devenant de plus en plus fréquent, petit, mol, foible ; le charbon eſt purement ſymptomatique ; on doit en porter le pronoſtic le plus funeſte.

243. Les puſtules noires, charboneuſes, ſont au nombre des ſignes les plus pernicieux, dans la petite vérole, dans les fievres peſtilentielles.

244. Lorſque dans le cours d'une maladie aiguë, la gangrene ſe déclare aux téguments des parties poſtérieures : ce ſymptome concourt avec les autres, pour en faire connoître la violence & le danger.

245. Si cette gangrene paroît faire chaque jour de nouveaux progrès, c'eſt un ſigne fâcheux.

246. On doit au contraire bien eſpérer de l'iſſue de la maladie, ſi l'on obſerve que la nature travaille efficacement pour borner la gangrene, & ſéparer par une ſuppuration louable, les parties mortifiées de celles qui ſont vivantes & ſaines.

247. De fortes douleurs aux pieds, aux jambes ; l'éruption de *vibices* ou taches de verge ſur ces parties ; leur lividité, leur noirceur, annoncent ordinairement une mort prochaine.

248. Il arrive cependant quelquefois que ces ſymptomes ſont l'effet d'une gangrene ſalutaire & critique ; ce qu'on reconnoît alors, en voyant les ſymptomes de la maladie diſparoître à meſure que la gangrene s'établit. *Hip*. 206.

249. Les fievres aiguës qui traînant en longueur, ne présentent cependant pas des signes funestes, se terminent quelquefois par un dépôt inflammatoire ou purulent, sur quelque partie de l'habitude du corps. *Hip.* 193. 194. 195.

250. Si une fievre aiguë changeant de caractere, & se terminant en fievre lente, le malade souffre de la toux, de l'oppression : s'il se plaint d'une douleur gravative dans quelque partie de la poitrine: s'il ne peut se coucher sur l'un des deux côtés, sans souffrir davantage de la toux, de l'oppression : de tels signes donnent lieu de croire que la fievre aiguë s'est terminée par un dépôt sur le poumon. (474 & *suiv.*).

251. Il est avantageux que le visage du malade s'exténue en proportion de la violence & de la durée de la maladie ; mais si les six, les huit premiers jours d'une fievre aiguë, son visage paroît se soûtenir, & même devenir plus plein que dans l'état de santé ; on doit savoir que ce symptome appartient aux fievres malignes. *Hip.* 198.

252. Le gonflement du visage qui survient à la fin d'une fievre aiguë, est ordinairement salutaire & critique. Cette espece de crise est particuliere aux fievres malignes.

253. Si dans le cours d'une fievre aiguë, il survient au malade une érésipelle, soit à la face, soit aux jambes ; l'éruption d'une telle tumeur, est ordinairement avantageuse, quelquefois même entiément critique.

254.

254. Mais si l'érésipelle ne produit aucun soulagement; elle rentre comme toutes les évacuations, les dépôts symptomatiques, dans la classe des signes défavorables.

255. Cette espece de fievre éruptive qu'on nomme à raison de son principal symptome, l'érésipelle de la face, est en général exempte de danger.

256. S'il arrive au commencement d'une telle fievre, que le malade soit excessivement abattu; qu'il éprouve de fréquentes nausées, des foiblesses; qu'il ait le pouls fréquent, petit, mol, foible, irrégulier : ces symptomes ne doivent cependant pas alarmer. Les traces de l'érésipelle naissante qu'on observe sur quelque partie du visage, le plus souvent au nez, ou aux environs, nous rassurent contre ces symptomes. Le vomissement, & la formation de l'érésipelle les font disparoître.

257. Si l'érésipelle formée, la fievre cesse; la maladie est courte & de peu d'incommodité.

258. Si l'érésipelle formée, la fievre continue; la maladie en devient plus longue & plus souffrante.

259. Si la fievre aiguë qui accompagne l'érésipelle de la face, présente dans son cours les symptomes qui caractérisent les fievres malignes; c'est alors que cette maladie est vraiement dangereuse. Mais ce cas est rare.

260. Les métastases ou transports d'humeurs gout-

teuſes, inflammatoites, éréſipélateuſes, purulentes, ſont favorables toutes les fois qu'elles ſe font du dedans au dehors ; toujours dangereuſes, ſouvent funeſtes, lorſqu'elles ſe font du dehors au dedans. *Hip.* 199. & *ſuiv.*

261. Si l'humeur de la goutte déplacée, repercutée produit l'apopléxie, l'eſquinancie, l'inflammation de poitrine, ou du bas-ventre ; cet événement eſt ordinairement ſuivi d'une mört prompte ; à moins que l'art ou la nature ne réuſſiſſent à rappeller l'humeur de la goutte aux pieds.

262. Dans le rhumatiſme, l'humeur morbifique ſe porte quelquefois ſur le poumon & excite la toux, l'oppreſſion, le crachement de ſang, mais avec beaucoup moins de danger que lorſque ces mêmes ſymptomes ſont produits par une métaſtaſe de la goutte * 22.

263. S'il arrive au commencement d'une maladie aiguë, que des douleurs vives aux cuiſſes, aux jambes, ceſſant bruſquement, il ſurvienne un délire frénétique, un point de côté, on a tout à craindre pour l'iſſue d'une telle maladie. *Hip.* 200.

264. Si par une erreur de la nature, ou par l'application téméraire de quelque topique repercuſſif, l'éréſipelle de la face diſparoiſſant ſubitement, fait place à un délire frénétique, à un aſſoupiſſement léthargique, une telle métaſtaſe annonce le plus grand danger.

265. Lorſque la ſuppuration abondante d'une

plaie considérable, tarit brusquement ; on doit s'attendre que le pus repompé dans la masse des humeurs, se déposera sur quelque viscere, & fera périr le malade.

266. La nature termine quelquefois les maladies aiguës, par l'éruption d'aphtes nombreuses, & par une abondante salivation.

267. Les fievres pétéchiales, souvent produites par l'infection de l'air dans les vaisseaux, dans les prisons, dans les hôpitaux, présentent assez communément les symptomes qui sont familiers aux fievres malignes : mais c'est uniquement sur ces symptomes bien appréciés, qu'on doit en appuyer le pronostic, & non sur l'éruption qui leur est particuliere, & qui paroît n'avoir rien de critique. * 23.

268. L'éruption de taches de pourpre, est familiere aux fievres pestilentielles & malignes, & aux especes de petites véroles * 24. (575. 576. 577. 578.)

269. Le visage excepté, ces taches sortent sur toute l'habitude du corps. Lorsqu'elles sont peu nombreuses, elles paroissent de préférence sur le col & sur la partie antérieure de la poitrine.

270. Cette éruption est d'un funeste augure. Plus elle est nombreuse, plus les taches de pourpre sont grandes, plus leur couleur est foncée, plus la mort est certaine.

271. Les taches livides, violettes, s'il en survient dans le cours d'une fievre pestilentielle ou

maligne, annoncent une mort prompte & certaine. *Hip.* 204.

272. Les *vibices* ou taches de verge ont la même signification pronostique. Il arrive souvent que les lividités, les taches de verge ne se montrent que durant l'agonie, ou même après la mort.

273. Cette espece d'éruption, qu'on nomme la *porcelaine*, se montre quelquefois, mais rarement, dans les fievres continues. Elle n'annonce rien de fâcheux.

274. Elle survient aussi quelquefois par l'effet d'une forte indigestion, & se dissipe avec elle. * 25.

TROISIEME SECTION.

275. LOrsqu'au commencement d'une fievre, la langue se couvre d'un enduit plus ou moins épais, blanchâtre, tirant plus ou moins sur le jaune: un tel signe donne lieu de croire que la maladie sera une fievre aiguë continuë, soit simple & benigne, soit du nombre de celles qui sont graves & dangereuses. On ne l'observe que bien rarement dans les fievres éphéméres, dans les fievres de rhume, de fluxion, & même dans les fievres intermittentes.

276. Tant que cet enduit devient de jour en jour plus épais, plus sec, d'une couleur plus

foncée ; on doit en conclure que la maladie eſt encore dans la période de l'accroiſſement.

277. Ce n'eſt que dans les fievres aiguës les plus dangereuſes, que cet enduit prend une couleur rouge, brune, noire ; que la langue devient abſolument ſéche & rude, & que les dents antérieures ſe couvrent d'un limon ſec & noirâtre.

278. Mais, lorſqu'on obſerve que la langue commence à s'humecter par les bords, que l'étendue de cet enduit diminue par degrés, que toute la bouche s'humecte, que les gencives reprennent leur couleur vermeille ; de tels ſignes ſont très-favorables. Ils indiquent que la ſécrétion de la ſalive, que la tranſpiration de tout l'intérieur de la bouche ſe rétabliſſent ; ils marquent l'état de coction.

279. Il eſt également avantageux que les yeux du malade, précédemment obſcurcis, reprennent leur clarté naturelle. Que ſon regard, auparavant languiſſant, redevienne ferme & décidé. De tels ſignes donnent lieu d'eſpérer que la maladie ſe terminera bientôt & heureuſement. *Hip.* 216.

280. Si le malade reſpire la bouche ouverte, on ne doit tirer aucune induction pronoſtique de la ſéchereſſe de ſa langue.

281. Si le petit effort qu'il fait pour ſortir la langue & la montrer, ſuffit pour la rendre tremblante, c'eſt un ſigne de grande foibleſſe qui n'appartient qu'aux maladies aiguës les plus graves.

282. Si le nez ayant été bouché dans le cours de la maladie, il vient à s'humecter, de maniere que le malade mouche des matieres épaisses, qu'il se débarrasse en se mouchant, de quelques tampons, qu'il recouvre la faculté de respirer par le nez : ce signe concourt avec les signes (278, 279) pour marquer l'état de coction, & annoncer la prochaine & heureuse terminaison de la maladie.

283. La sécheresse, la rudesse de la peau, doivent être mises au nombre des signes défavorables. Tant qu'elles persistent, on ne doit pas croire que la maladie soit prête à se terminer.

284. Mais, si de séche & rude qu'elle étoit, la peau devient souple & humectée comme dans l'état de santé, ce changement est de très-bon augure. C'est un signe de coction qui donne lieu d'espérer que la maladie sera bientôt & heureusement terminée.

285. Les signes de coction (168, 190, 278, 279, 282, 284) donnent lieu de s'attendre à la prompte & heureuse terminaison de la maladie.

286. Lorsqu'une évacuation, une éruption, un dépôt, paroissent salutaires par leurs qualités, & sur-tout par la diminution notable, ou par la cessation des symptomes qui accabloient auparavant le malade, ils assurent sa guérison.

287. Le soulagement qui n'est point dû à une évacuation, à un dépôt, ou à une éruption salutaire, est infidèle : on ne doit pas se flatter qu'il soit durable. *Hip.* 219.

288. Les fievres intermittentes, les fievres du même genre que leurs accès doublés, prolongés font paroître sous le type de continuës, font une exception à la regle (287). Le Kinkina réussit souvent à supprimer les accès des premieres, à modérer au moins les redoublements des autres, sans qu'il paroisse que cet effet soit dû à aucune évacuation salutaire.

289. Les évacuations, les dépôts, les éruptions purement symptomatiques, sont dans la classe des mauvais signes. *Hip.* 217, 218.

290. Lorsque cherchant à imiter la nature, & tâchant de la seconder, nous employons dans le traitement des maladies aiguës la saignée, les vomitifs, les purgatifs, l'application des sang-sues, d'un sinapisme, d'un vésicatoire, des ventouses : il est avantageux & de bon augure que ces secours de l'art produisent le soulagement desiré. Si au contraire ils ne produisent aucun soulagement, c'est toujours un signe plus ou moins fâcheux.

291. Si au commencement d'une fievre aiguë, le malade souffre de fortes douleurs dans le dos, dans les lombes : ce symptome donne lieu de s'attendre que la maladie sera grave & dangereuse. *Hip.* 223.

292. Les douleurs vives dans les jambes, dans cuisses, donnent lieu au même pronostic. *Hip.* 225.

293. Si de telles douleurs abandonnant brusque-

ment les parties externes, & l'humeur morbifique qui les occasionnoit, se portant sur tel ou tel viscere, il survient un delire phrénétique, un point de côté, des signes d'inflammation du bas ventre. De telles métastases sont ordinairement funestes. *Hip. ibid.*

294. Les nausées, les vomissements opiniâtres, laborieux (159), avec cardialgie, anxiété; le cours de ventre séreux, bilieux symptomatique (175, 176); le pouls constamment petit, mol, foible, très-fréquent, souvent inégal (2); la prostration des forces (23); les douleurs (291, 292); sont les principaux symptomes qui, paroissant au commencement d'une fievre aiguë, donnent lieu de s'attendre qu'elle sera grave & dangereuse. C'est par de tels symptomes qu'ont coutume de débuter les fievres pestilentielles, les fievres malignes.

295. La surdité, si elle se déclare au commencement d'une fievre aiguë, contribue, ainsi que le gonflement du visage (251), à augmenter la certitude d'un tel pronostic.

296. Lorsque dans les premiers jours d'une fievre aiguë, nous sommes interrogés sur son caractere: nous devons user de beaucoup de circonspection dans nos réponses, jusqu'à ce qu'il soit bien développé. L'expérience inspire cette réserve. Les Médecins qui s'en écartent, se trouvent souvent dans le cas d'avouer leurs méprises, ou ce qui est pire encore, de les soutenir, ou de les excuser

par.

par des propos plus ou moins contraires à la candeur & à la vérité.

297. Lorſqu'une fievre aiguë parvient au ſeptieme, au huitieme jour, ſans qu'il s'y développe aucun des ſignes qui ſont familiers aux fievres dangereuſes & qui les caractériſent, on peut être tranquille & aſſurer qu'elle ſera exempte de danger.

298. Dans le cours des maladies aiguës, il eſt ſouvent important de prévoir à-peu-près le temps qu'elles doivent durer.

299. Cette connoiſſance anticipée de la durée d'une maladie aiguë, ſe tire en premier lieu de ſon eſpece. On ſait que le cholera-morbus ſe termine dans l'eſpace de vingt-quatre à trente-ſix heures, ſouvent plutôt. Qu'en temps de peſte, il n'eſt pas rare de voir des malades y ſuccomber dans l'eſpace de quelques heures : que plus ſouvent cette cruelle maladie dure quelques jours : qu'à la fin de l'épidémie il arrive ordinairement qu'elle s'adoucit, & que diminuant de la férocité de ſon caractere, ſa marche devient beaucoup moins rapide : que relativement à la durée on obſerve une grande variété dans les autres fievres épidémiques : que les fievres continuës, les fievres inflammatoires ſporadiques, ſe terminent ordinairement dans l'eſpace de quatorze à vingt jours, ſouvent plutôt, lorſqu'elles deviennent mortelles : que le rhumatiſme ſe termine rarement avant le trentieme jour ; qu'il dure très-ſouvent juſqu'à ſix

& ſept ſemaines : que l'eſpece de fievre continuë que nous avons décrite ailleurs (a) ſous le nom de fievre maligne des jeunes gens, s'étend quelquefois juſqu'au cinquantieme, au ſoixantieme jour, lorſqu'elle ſe termine heureuſement : que l'apoplexie eſt ſouvent mortelle dans un inſtant, dans quelques heures, dans l'eſpace d'un jour, de trente-ſix heures ; que ſi la fievre ſurvenant, elle dégénere en fievre remittente ſoporeuſe, cette maladie ſecondaire dure aſſez ordinairement de quatorze à vingt jours : que les petites véroles diſcrettes & bénignes ſe terminent dans l'eſpace de dix à onze jours ; que celles qui ſont confluentes ou d'un mauvais caractere, s'étendent ſouvent juſqu'au dix-ſeptieme, au vingtieme jour, lorſqu'elles ſe terminent heureuſement.

300. Plus la marche d'une fievre aiguë eſt vive, plus les ſymptomes graves s'y développent rapidement : plus on a lieu de préſumer qu'elle ſe terminera promptement, ſoit par la mort, ſoit par la guériſon.

301. En fait de fievre, le proverbe, *ce qui eſt violent n'eſt pas durable*, eſt aſſez généralement vrai.

302. Quand la fievre eſt conſtamment très-vive, le pouls très-fréquent, fort, élevé, beaucoup de

---

(a) Mémoires ſur les fievres aiguës.

ſoif & d'inquiétude, chaleur ardente à l'habitude du corps, on a lieu de préſumer que la maladie ſera courte, ou du moins que les choſes ne demeureront pas long-temps dans le même état.

303. Mais ſi les huit, les dix premiers jours d'une fievre aiguë qui attaque un ſujet dans la premiere fleur de l'âge, on obſerve que la maladie ne fait preſque pas de progrès ſenſibles, les forces étant cependant abattues, le pouls fréquent, petit, mol, foible; peu de chaleur à l'habitude du corps : de tels ſignes donnent lieu de préſumer que la maladie ſera cette eſpece de fievre maligne dont la marche eſt très-lente, & qui s'étend au moins juſqu'au trentieme, ſouvent juſqu'au quarantieme, au cinquantieme jour ou au delà, lorſqu'elle ſe termine heureuſement.

304. En viſitant les premiers malades, les Médecins ſe mettent bientôt au fait du caractere des fievres épidémiques, de leur marche & de leur durée.

305. Les fievres peſtilentielles, les fievres malignes, tant épidémiques que ſporadiques, ſont d'autant plus meurtrieres que leur marche eſt plus rapide.

306. Les fievres intermittentes ſont en général, mais non toujours exemptes de danger.

307. On doit ſur-tout redouter celles qui ſont ſoporeuſes ou ſyncopales; mais on doit obſerver en même-temps qu'au moyen du kinkina, l'influence

de l'art eſt dans ces ſortes de fievres beaucoup plus efficace, & plus évidemment déciſive que dans les fievres continuës.

308. Dans les fievres remittentes le pronoſtic doit s'appuyer ſur les ſymptomes qui ſe développent dans le redoublement.

309. Si dans de pareilles fievres un Médecin néglige de viſiter le malade dans le temps des redoublements, il s'expoſe aux erreurs de pronoſtic les plus funeſtes à ſa propre réputation, & à la vie du malade.

310. Il eſt avantageux & de bon augure que les ſymptomes qui ſe développent dans les redoublements, ſe bornent à une augmentation de la fievre & des incommodités qui ont coutume de l'accompagner, telles que le mal de tête, les inquiétudes, la chaleur, la ſoif, peu de ſommeil, la fréquence de la reſpiration.

311. Si le redoublement amene un leger délire, un peu d'oppreſſion, une toux incommode, un météoriſme modéré, le cas en devient plus grave.

312. Mais on a tout à craindre, lorſqu'il ſurvient dans les redoublements, ſoit des foibleſſes, des ſyncopes, ſoit un délire phrénétique, ou une affection ſoporeuſe, apoplectique, ou des mouvements convulſifs, ou un météoriſme exceſſif, ou les ſymptomes de la pleuréſie, de la péripneumonie, d'une inflammation de bas ventre.

313. Il eſt avantageux que dans les redoublements le pouls ſe maintienne développé. Mais s'il devient petit, mol, inégal, c'eſt un mauvais ſigne : c'eſt un ſigne qu'on obſerve ſur-tout dans les fievres malignes remittentes ſoporeuſes.

314. Le début des redoublements des fievres vraiment continuës ſe fait reconnoître, ſoit par un refroidiſſement des extrêmités, ſoit par une toux, par une ſoif importune, par une augmentation d'inquiétudes & de mal de tête.

315. Lorſque chaque redoublement d'une fievre remittente débute par un friſſon, on doit juger que cette fievre eſt dans le fait une véritable intermittente, que ſes accès prolongés font paroître ſous le type de continuë.

316. Ces fievres (315) ne s'obſervent ici que vers le milieu de l'été, juſqu'au commencement de l'automne. Lorſqu'elles ſe terminent heureuſement, elles ont coutume de dégénérer en fievres évidemment intermittentes.

317. Si une fievre ayant débuté ſous le type d'une fievre intermittente tierce ou double tierce, elle devient enſuite continuë, & perd les ſignes (315) de fievre intermittente, on doit en être alarmé. De telles fievres développent très-communément les ſymptomes les plus dangereux.

318. Tant que les redoublements d'une fievre remittente ſe ſuccédent en augmentant, ſoit pour la durée, ſoit pour la violence des ſymptomes, on

doit juger que cette fievre eſt encore dans la période de l'accroiſſement & du danger. Si l'on obſerve le contraire, on doit en tirer un bon pronoſtic, & penſer que la fievre eſt dans la période de ſa déclinaiſon.

319. Dans les fievres remittentes doubles tierces, dont les redoublements ſont ordinairement inégaux pour la violence & pour la durée, le pronoſtic (318) doit s'appuyer ſur l'obſervation des redoublements qui ſe correſpondent de deux jours l'un. Il pourroit être très-fautif, ſi on l'établiſſoit ſeulement ſur la comparaiſon d'un redoublement avec celui qui l'a immédiatement précédé * 26.

320. S'il arrive à la fin d'une fievre remittente de mauvais caractere, & dont les redoublements aient toujours marché en augmentant, & aient développé des ſymptomes formidables ; s'il arrive, dis-je, dans de telles circonſtances qu'un nouveau redoublement débute par un refroidiſſement exceſſif des extrêmités : ſi ce refroidiſſement eſt étendu au point qu'on trouve non-ſeulement les pieds du malade, mais même ſes jambes, ſes genoux, ſes cuiſſes froids comme le marbre ; ſi ce froid dure deux, trois heures, & même beaucoup au de là : de tels ſignes donnent tout lieu de craindre que le malade ne ſuccombe dans le redoublement dont ils ſont le prélude.

321. Le hoquet, un ſentiment de chaleur brûlante intérieure, s'ils ſe joignent aux ſignes (320),

ajoutent encore à la certitude de ce funeſte pronoſtic.

322. S'il arrive dans une maladie aiguë, qu'avec un mauvais pouls, beaucoup de foibleſſe, peu de chaleur à l'habitude du corps, ou même avec refroidiſſement des extrêmités, & après les ſymptomes les plus fâcheux, le malade ſente un feu dévorant dans l'intérieur du corps ; on doit croire que ſa mort eſt prochaine *27. *Hip.* 207. 209. 210. 211.

323. Pour être certain, le pronoſtic ne doit pas s'appuyer ſur un ſeul ſigne, mais ſur l'enſemble de tous les ſignes que préſente une maladie aiguë, & ſur l'examen attentif de tout ce qui a précédé.

324. Les ſymptomes qui ſurvenant dans une maladie aiguë caractériſent une affection grave d'un ou de pluſieurs viſceres, ſont les ſignes les plus aſſurés d'un danger imminent.

325. Ceux qui indiquent une très-grande foibleſſe, une circulation languiſſante & prête à s'éteindre, ces ſymptomes, dis-je, s'ils ſuccédent & ſe joignent à ceux dont je viens de parler, ſont les ſignes les plus aſſurés d'une mort prochaine. (4. 5. 18. 19. 20. 21. 25. 27. 28.)

326. Si un vieux ulcere qu'avoit le malade ; ſi ſes jambes, ſes épaules excoriées, ſuppurant par l'effet d'un véſicatoire, ſe ſéchent bruſquement ; ſi l'application d'un véſicatoire produit la gangrene au lieu d'enflammer la peau & d'y exciter des

phlyctenes : de tels signes annoncent une mort prochaine. Ils doivent être joints à ceux que je viens de citer comme indices d'une circulation languissante & prête à s'éteindre.

327. On a lieu de croire qu'une convalescence est solide, lorsque le convalescent jouit d'un sommeil profond & paisible, après lequel il se sent refait & fortifié ; lorsque l'appétit & les forces lui reviennent par degrés, & proportionnellement à la violence & à la durée de la maladie qu'il vient d'essuyer ; & lorsque la maladie a été terminée par une évacuation, ou par un dépôt salutaire. (286. 287.)

328. Des circonstances contraires à celles que nous venons d'exposer, donnent lieu de craindre une récidive.

329. La durée des convalescences & les ménagements qu'elles exigent, sont proportionnels à la violence & à la durée des maladies aiguës qui les ont précédées. *Hip.* 233.

330. Les femmes enceintes attaquées de maladies aiguës, sont en général plus exposées à succomber que les autres sujets : elles sont de plus en danger d'avorter dans le cours de ces maladies. *Hip.* 234.

331. Toute perte de sang, un cours de ventre fort & opiniâtre, la dysenterie, le tenesme, exposent une femme enceinte à faire une fausse couche. *Hip.* 235. 236.

332. Les convulſions épileptiques qui précédent, accompagnent ou ſuivent l'accouchement, ſont très-ordinairement mortelles.

333. De ces convulſions, les moins funeſtes ſont celles qui occaſionnées par la violence & la durée des douleurs de l'accouchement, ceſſent après qu'il eſt terminé.

334. Un accouchement ſubit & ſans douleur doit être ſuſpect : ſur-tout ſi la femme étoit déjà languiſſante ou malade, & ſi les lochies ſont de mauvaiſe qualité. De tels accouchements ont ſouvent les ſuites les plus funeſtes. *Hip.* 238.

335. Il eſt avantageux que les trois ou quatre premiers jours l'accouchée ſoit exempte de fievre, qu'elle n'éprouve que les incommodités qui ſont inſéparables de ſon état, telles qu'une foibleſſe générale, des épreintes de matrice ; que les lochies coulent convenablement pour la quantité & pour la qualité ; que le troiſieme, le quatrieme ou le cinquieme jour, la fievre de lait ſe déclare ; que le lait monte au ſein.

336. Il arrive ſouvent par une ſuite de l'irritation du travail, que l'accouchée a un peu de fievre le premier, le ſecond jour ; & il ne faut pas s'en allarmer, ſi d'ailleurs les lochies coulent bien, ſi le pouls eſt développé, la peau ſouple, & s'il ne ſe préſente aucun ſymptome qui indique que quelque viſcere ſoit menacé d'une affection grave.

337. Mais ſi dans les premiers jours de la cou-

che, & avant que le lait ait monté au ſein, il ſe déclare une maladie aiguë, on a tout à craindre pour la vie de l'accouchée.

338. Si dans cette période de la couche, il arrive à une femme d'avoir des abſences, un délire paſſager; s'il lui arrive de balbutier pendant quelques inſtants; s'il lui ſemble, quoique ſans raiſon, qu'on lui ait donné un coup ſur la partie poſtérieure de la tête : on ne doit pas traiter légérement de tels ſymptomes de ſimples vapeurs. Mais on doit ſavoir que la femme qui les éprouve eſt menacée, ſoit d'un dépôt laiteux ſur le cerveau, ſoit d'une fievre maligne.

339. Si l'accouchée tombe en apoplexie, ou ſi elle éprouve de fréquents accès de convulſions épileptiques, dans les intervalles deſquels elle ſoit en léthargie, le dépôt de lait ſur le cerveau eſt formé. Un tel dépôt fait périr pour l'ordinaire bruſquement les femmes qui en ſont attaquées.

340. Si avec ſuppreſſion des lochies, la nouvelle accouchée a une fievre très-vive, la région de la matrice douloureuſe, dure & tendue, un délire continuel; à ces ſignes on reconnoît l'inflammation de la matrice, qui eſt ſuivie pour l'ordinaire d'une mort prompte.

341. Si dans les premiers jours, après un friſſon plus ou moins vif, la nouvelle accouchée eſt ſaiſie de la fievre avec mal à la tête, la peau ſéche, cours de ventre, ſuppreſſion des lochies, douleurs

vives, ſoit aux aines, ſoit dans une des régions iliaques, ou dans quelqu'autre région du bas ventre ; on a tout lieu de craindre que quelqu'une des parties qui y ſont contenues, ne ſoit affectée d'inflammation : maladie pleine de danger : maladie très-rapide dans ſa marche, particuliérement lorſqu'elle porte ſur l'eſtomac. *Hip.* 240.

342. Les ſignes d'une pleuréſie, d'une péripneumonie, ſurvenant à la même époque, annoncent auſſi un très-grand danger.

343. Mais ſi ſans préſenter aucun des ſignes (339. *& ſuiv.*) la nouvelle accouchée eſt ſaiſie d'une fievre aiguë qui débute par un vomiſſement ou par un cours de ventre ; la peau ſéche, le pouls fréquent, petit, mol, foible : à ces ſignes & à tous ceux qui ſe développent enſuite, on reconnoît qu'elle a une fievre maligne : eſpece de fievre que la circonſtance rend encore plus dangereuſe.

344. Du cinquieme au ſixieme jour de la couche, après que le lait a monté au ſein, juſqu'au dix-huitieme jour, les femmes ſont encore expoſées à des dépôts inflammatoires de lait ſur les viſceres. Mais ces cas ſont bien rares en comparaiſon du nombre de ceux du même genre qu'on peut obſerver dans les premiers jours des couches.

345. Les dépôts laiteux inflammatoires qui ſe forment après que le lait a monté au ſein, ſe fixent ordinairement dans le tiſſu cellulaire du péritoine, dans l'une des régions iliaques. Ils y exci-

tent des douleurs vives , opiniâtres, compliquées de fievre. Bien traités , ils ſe terminent ordinairement par la réſolution Quelquefois auſſi ils dégénerent en abſcès & mettent le malade en danger.

DIGRESSION *ſur les criſes & ſur les jours critiques.*

346. Le mot *criſe* eſt grec. On peut le rendre littéralement par le mot *jugement.*

347. La criſe d'une maladie aiguë eſt donc cette opération , ce travail de la nature qui , la maladie étant parvenue à ſon plus haut période , y produit une révolution qui décide du ſort du malade , ſoit pour la vie , ſoit pour la mort.

348. On dit qu'une criſe eſt ſalutaire , lorſque cette opération , ce travail de la nature eſt ſuivi d'une évacuation , d'un dépôt, d'une éruption , qui change évidemment l'état du malade en mieux, qui le conduit à la guériſon.

349. On dit qu'une criſe eſt mortelle , lorſque la révolution qu'elle opere dans l'état de la maladie , la fait tourner à la mort.

350. L'époque d'une criſe mortelle eſt évidemment le temps où la maladie porte une impreſſion irrémédiable ſur tel ou tel des organes néceſſaires à la conſervation de la vie.

351. Il arrive ſouvent que le malade ne ſuc-

combe qu'un, deux, trois jours après l'époque d'une crise mortelle.

352. Le jour de la mort est donc simplement celui dans lequel se consomme l'effet d'une telle crise ; & ce jour n'est pas à beaucoup près toujours le même que celui durant lequel cette crise commence & s'opére effectivement.

353. Le mot crise employé seul, est ordinairement pris en bonne part, & restreint à signifier les crises salutaires.

354. On distingue deux especes de crises salutaires, suivant qu'elles s'opérent subitement, ou peu à peu & par degrés.

355. Les premieres sont ordinairement précédées & accompagnées de symptomes alarmants. Ainsi, dans le temps que le malade éprouve les agitations les plus vives, une fievre très-forte, une grande chaleur, un délire frénétique, sa maladie est quelquefois subitement terminée, jugée, comme disoit Hipocrate, par une abondante hémorrhagie du nez.

356. Les crises salutaires de la seconde espece se font ordinairement sans que les symptomes de la maladie paroissent s'aggraver dans le temps qu'elles s'opérent. Les évacuations utiles qui sont le produit de telles crises, durent souvent plusieurs jours, pendant lesquels la maladie diminue peu à peu & par degrés, jusqu'à ce qu'elle soit entiérement terminée. Ainsi la pleurésie, la péripneumo-

nie, ſont ordinairement terminées par une expectoration louable, facile, abondante, qui, durant plusieurs jours, ſoulage par degrés le malade, juſqu'à ce qu'il ſoit entiérement guéri.

357. Pour parler correctement, pour éviter autant qu'il eſt en eux toute eſpece d'équivoque & de confuſion, les Médecins devroient convenir de conſerver le nom de criſes proprement dites, à celles de la premiere eſpece, & de ſe ſervir, comme on a fait quelquefois, du mot *lyſis*, ou *ſolution*, pour indiquer les criſes ſalutaires de la ſeconde eſpece.

358. On a preſque toujours négligé cette diſtinction; & cette inexactitude a néceſſairement introduit des erreurs & de la confuſion dans les nombreux ouvrages que nous avons ſur les criſes.

359. Les maladies aiguës ſont quelquefois jugées par une ſeule évacuation, ou par un ſeul dépôt; ſouvent auſſi deux, trois évacuations ſalutaires concourent à terminer ces maladies, ſoit que ces évacuations ſe faſſent en même temps, ſoit qu'elles ſe ſuccédent les unes aux autres. Quelquesfois auſſi un dépôt & une ou pluſieurs évacuations ſalutaires, concourent en même temps pour les terminer.

360. Les criſes proprement dites, & celles qui ſe font par voie de ſolution, ſont ou complettes, ou incomplettes. Les premieres terminent la maladie; les ſecondes ſont ſeulement ſuivies, ſoit d'une

trève, ſoit d'un ſoulagement, en attendant qu'une nouvelle criſe de la premiere ou de la ſeconde eſpece, termine complettement la maladie.

361. Les criſes proprement dites ſont ſouvent immédiatement précédées de ſymptomes alarmants (225). *Hip.* 241.

362. L'abſence des ſymptomes qui démontrent une affection grave, confirmée, irrémédiable de quelque viſcere; & la préſence des ſignes de coction (168. 190. 278. 279. 282. 284.) joints à ceux qui donnent lieu de s'attendre à telle ou telle criſe, raſſurent dans ces circonſtances les Médecins qui ſe ſont fait une étude particuliere de ſuivre, d'obſerver les procédés de la nature dans la guériſon des maladies aiguës.

363. On connoît des ſignes qui donnent lieu de s'attendre à une hémorrhagie du nez (223), à un vomiſſement (152), à des déjections (169), à des ſueurs critiques (211).

364. Nous n'en connoiſſons pas qui annoncent d'une maniere probable, que la maladie va ſe terminer par des urines critiques.

365. Si l'on en excepte les premiers veſtiges de ces tumeurs naiſſantes, nous ne connoiſſons pas non plus de ſignes qui annoncent d'une maniere poſitive & probable, la prochaine éruption d'un charbon, d'une parotide, d'une éréſipelle, d'un bubon.

366. Nous ne pouvons pas même prévoir avec

aucune apparence de certitude, si ces tumeurs seront symptomatiques ou critiques ; c'est du moins à mon avis, le seul événement qui le décide, surtout pour ce qui concerne les bubons, les charbons, les parotides. Car l'éruption de l'éréſipelle est ordinairement avantageuſe, ſouvent même complettement critique.

367. Il y a des maladies aiguës auxquelles les criſes proprement dites (255) ſont plus familieres qu'à d'autres. Il y en a auxquelles elles ſont étrangeres.

368. Ces criſes s'obſervent particuliérement dans les fievres peſtilentielles.

369. Et dans les fievres malignes dont la marche est rapide, dans les fievres continuës d'un caractere inflammatoire.

370. Le cholera-morbus eſt, pour ainſi dire, une maladie toute critique, & dans laquelle la criſe commence en même temps que la maladie.

371. La nature termine ordinairement les fievres malignes dont la marche eſt lente, par voie de ſolution. Les fievres malignes dont la marche eſt rapide, les fievres continuës d'un caractere inflammatoire, ſe terminent auſſi très-ſouvent de la même maniere.

372. Les fievres continuës ſimples ſe terminent par

par voie de ſolution (a). On peut en dire autant du rhumatiſme aigu.

373. Sur trente pleuréſies ou péripneumonies, à peine en trouvera-t-on une qui ſoit ſubitement terminée par la ſueur (209, 210) par une hémorrhagie du nez. Les autres ſe terminent par voie de ſolution, au moyen d'une expectoration louable, d'urines, de déjections, de moiteurs critiques.

374. Pour guérir cette eſpece de fievres continuës aiguës qui, dans le fait, ne ſont que des fievres tierces intermittentes que leurs accès doublés prolongés font paroître ſous le type de continues : pour guérir, dis-je, ces ſortes de fievres, le procédé ordinaire de la nature eſt de les faire dégénérer en tierces intermittentes.

375. Celui qui dans une fievre intermittente maligne, négligeant l'uſage du kinkina, s'attendroit à la voir ſe terminer par une criſe, ſoit proprement dite, ſoit par voie de ſolution : celui-là, dis-je, ſeroit évidemment téméraire, & dépourvu de toute connoiſſance de cette maladie.

376. La nature guérit la petite vérole par une ſuite de criſes qui ſe ſuccédent. Après avoir opéré la premiere de ces criſes qui eſt l'éruption, elle ſemble, pour ainſi dire, ſe repoſer. Enſuite vient la ſuppuration, à laquelle ſe joint lorſque la petite

---

(a) Voyez mes Mémoires ſur les fievres aiguës.

vérole eſt confluente, celle qui ſe fait par l'enflure ſucceſſive du viſage, des mains & des pieds; & celle de la ſalivation chez les adultes. Aucune de ces criſes n'appartient aux criſes proprement dites, qui terminent ſubitement la maladie.

377. La nature ne montre pas moins de variété dans les ſolutions ſpontanées des maladies épidémiques, que dans leur marche, dans les ſymptomes qu'elles développent, & dans leur durée.

378. Lorſque l'hémorrhagie du nez termine une maladie aiguë, c'eſt par une véritable criſe. Cette eſpece de criſe appartient ſeulement à la jeuneſſe; elle eſt plus familiere aux fievres aiguës d'un caractere inflammatoire, qu'aux fievres malignes dans leſquelles le pouls eſt ordinairement petit, mol, foible.

379. Le vomiſſement critique (157), les parotides, les bubons, les charbons critiques (234, 235, 241), l'éréſipelle critique (253, 257) terminent auſſi les maladies aiguës par des criſes proprement dites (354, 355).

380. La criſe par éruption, ſoit de charbon, ſoit de parotides ou de bubons critiques, eſt particuliere aux fievres peſtilentielles & malignes.

381. La ſueur (209, 210) termine les maladies aiguës par une véritable criſe. Une ſueur douce, une moiteur long-temps ſoutenue, les termine par voie de ſolution.

382. L'expectoration louable, les urines, les

déjections critiques, le gonflement critique du visage, ont coutume de les terminer par la même voie.

383. La pratique de Sydenham, adoptée avec juste raison, paroît rendre les crises par hémorrhagie du nez, moins fréquentes aujourd'hui qu'elles ne l'étoient dans le système de pratique des Anciens.

384. L'usage prudent des laxatifs à la fin des maladies aiguës, paroît souvent prévenir la nature qui se disposoit à les terminer par le cours de ventre. Les laxatifs ne font alors que décider l'évacuation des matieres qui par le travail critique de la nature, avoient été déposées dans les premieres voies.

385. L'art paroît aussi, dans certains cas, favoriser & même déterminer la crise par la sueur * 28.

386. L'expérience démontre que le travail de la nature pour terminer certaines maladies par l'expectoration, peut être secondé à un certain point, ou rallenti, suspendu, arrêté, au désavantage du malade, par un usage plus ou moins habile de la saignée & des autres moyens que nous pouvons employer dans le traitement de ces maladies.

387. Tous ces faits particuliers (359 *& suiv.*) doivent être présents à l'esprit du Médecin, soit qu'il visite les malades, soit qu'il médite ou qu'il écrive sur les crises. Négligeant ces détails, nous continuerons d'appliquer vaguement aux maladies

aiguës des obſervations qui ne conviennent qu'à un petit nombre d'entr'elles ; nous continuerons d'avancer, en parlant de leurs ſolutions ſpontanées en général, des propoſitions qui ne ſont vraies qu'autant qu'on les énonce en particulier de telle ou telle de ces ſolutions ; nous continuerons enfin de meubler la tête des jeunes Médecins de demi-connoiſſances & de préjugés, & de les expoſer à prendre les idées les plus fauſſes des ſolutions ſpontanées qu'ils peuvent attendre du bienfait de la nature, dans telle ou telle maladie aiguë.

388. Dans le nombre des jours que peut durer la maladie aiguë la plus longue, il n'y en a pas un ſeul qui ne termine plus ou moins ſouvent telle ou telle maladie aiguë, ſoit en bien, ſoit en mal. Ainſi tous les jours ſont critiques, ſoit qu'on prenne cette expreſſion dans le ſens étendu (347), ſoit qu'on le prenne en bonne part (353), comme on le fait ordinairement.

389. Mais ſi quelques uns de ces jours ſont, pour ainſi dire, privilégiés pour la fréquence & la ſolidité des criſes qu'on y obſerve, ils méritent ſans doute d'être remarqués, & d'être nommés par excellence, jours critiques.

390. La doctrine d'Hipocrate ſur cet objet n'eſt pas tout-à-fait conſtante & uniforme. Si l'on compare enſemble différents endroits de ſes ouvrages, on le trouve en contradiction avec lui-même. Dans ſes aphoriſmes, par exemple, ſect. IV. §. 36, il

met au nombre des jours critiques le troiſieme, le cinquieme & le neuvieme, jours qu'il exclut de ce rang dans un autre endroit de ſes aphoriſmes, ainſi que dans le livre des pronoſtics, & dans celui des jours critiques, où il nomme ſeulement le quatrieme, le ſeptieme, le onzieme, le quatorzieme, &c. *Hip.* 242 *& ſuiv.*

391. Galien paroît avoir fixé l'opinion de preſque tous les Médecins ſur la doctrine d'Hipocrate. Selon lui ce pere de la Médecine penſoit que le quatrieme, le ſeptieme, le onzieme, le quatorzieme, le dix-ſeptieme, le vingtieme jour, ſont les jours critiques favorables, auxquels on peut ajouter le vingt-quatrieme, le vingt-ſeptieme, le trentieme, le trente-quatrieme & le quarantieme.

392. Selon ce même Auteur le ſeptieme eſt le plus remarquable, le plus puiſſant des jours critiques, par la fréquence & la ſolidité des criſes qu'il procure.

393. Il décrie le ſixieme qu'il appelle le tyran des maladies aiguës, à raiſon de la fréquence de ſes criſes funeſtes, & du peu de ſolidité des criſes ſalutaires qui peuvent avoir lieu ce jour-là.

394. Le quatrieme eſt en même temps un jour critique & un jour indicateur. Les ſignes de coction paroiſſant le quatrieme jour, ils annonçent une criſe ſalutaire pour le ſeptieme. Celui-ci eſt dans le même ſens indicateur, relativement au onzieme jour, qui l'eſt également par rapport au quatorzieme. *Hip.* 246.

395. Telle eſt en peu de mots la doctrine de Galien & de ſes Diſciples, ſur les jours critiques : doctrine ſur laquelle on nous permettra de faire les réflexions ſuivantes.

396. A force de ſe ſervir des mots, ſans ſe rendre un compte exact & précis des idées qu'on doit y attacher, on eſt ſouvent parvenu, ſans s'en douter, à recevoir les opinions les plus abſurdes. C'eſt ce qui eſt arrivé au ſujet des jours critiques. Quelques Médecins ſemblent donner une véritable influence à ces jours ſur les maladies aiguës, tandis que, dans le fait, ce ſont elles qui, ſuivant leur marche particuliere, ont une influence marquée ſur tels ou tels jours, pour les rendre déciſifs ou non déciſifs, heureux ou malheureux.

397. Les maladies aiguës différant très-conſidérablement les unes des autres, à raiſon de leur marche & de leur durée, les jours qui ſont critiques pour une de ces maladies, ne le ſont nullement pour une autre. Il ſeroit tout auſſi déplacé, auſſi ridicule, de s'occuper du ſeptieme jour, de le reſpecter comme critique dans un rhumatiſme qui doit durer trente jours, ſouvent beaucoup plus; qu'il le ſeroit de conſidérer, ſous le même point de vue, le vingt-quatrieme, le trentieme jour, dans une fievre peſtilentielle qu'un petit nombre de jours doivent terminer.

398. On ne doit donc pas chercher vaguement à déterminer quels ſont les jours critiques des ma-

ladies aiguës en général, ces maladies n'ayant aucun rapport commun à cet égard.

399. Mais il feroit intéreffant de conftater par l'obfervation, le cours, la période ordinaire de chacune de ces maladies, & de conftater de même, fi telle ou telle maladie aiguë a, pour ainfi dire, des jours privilégiés pour fes terminaifons tant heureufes que funeftes.

400. De telles obfervations peuvent feules éclaircir la queftion tant agitée des jours critiques. Tant qu'on ne la réduira pas à ces termes; tant qu'on continuera de s'occuper vaguement des jours critiques, comme communs aux différentes efpeces de maladies aiguës : ce fera, pour ainfi dire, convenir tacitement d'abandonner cette partie importante de l'hiftoire de ces maladies, à l'obfcurité & à des conteftations interminables.

401. Dans cette efpece de fievre éruptive qui produit l'éréfipelle de la face, le fecond, le troifieme jour font fouvent critiques, par l'éruption de l'éréfipelle qui fait alors ceffer entiérement la fievre & les fymptomes, quelquefois alarmants, qui l'accompagnoient.

402. Le premier jour eft critique pour le cholera-morbus.

403. Les crifes heureufes ou funeftes qui terminent la pefte, ne paroiffent point affecter de jours marqués. Elles fe déclarent le premier, le fecond, le troifieme, le quatrieme jour de la maladie. Elles

ſe déclarent plus tard, mais ſans affecter de jours de préférence, lorſque ſa marche n'eſt pas rapide (*a*).

404. Hipocrate a dit (*b*), & l'expérience paroît confirmer ce qu'il avance, que dans les fievres tierces remittentes, les jours de criſe, bonne ou mauvaiſe, ſont fixés par ceux des redoublements. De ſorte que ſi les redoublements d'une ſimple tierce remittente, ou les grands redoublements d'une double tierce, tombent dans les jours pairs, la criſe, bonne ou mauvaiſe, doit ſe faire un jour pair, & *vice versâ*.

405. Pour porter un juſte pronoſtic de ces ſortes de fievres, je penſe qu'il eſt bien autrement important de conſidérer attentivement le caractere de la maladie, les qualités des évacuations, les ſignes d'intégrité ou d'affection plus ou moins grave des viſceres. Je penſe, dis-je, qu'il eſt bien autrement important de régler ſon pronoſtic ſur de ſemblables conſidérations, que de l'établir ſur le type particulier d'une telle fievre, qui fait que les redoublements tombent dans les jours pairs ou impairs.

406. Dans les inflammations de poitrine qui ſe

(*a*) Voyez les obſervations de Diemerbroek, & celles des Médecins qui furent envoyés à la peſte de Marſeille.

(*b*) Epidém. liv. I.

terminent heureuſement par expectoration, les crachats ſe cuiſant & s'évacuant peu-à-peu, & par degrés, durant un certain nombre de jours. Dans de telles maladies, dis-je, il ſeroit bien difficile d'aſſigner le jour critique, puiſque la criſe ou ſolution ſpontanée, s'opére évidemment durant pluſieurs jours.

407. On peut en dire autant de toutes les maladies aiguës qui ſe terminent par voie de ſolution. Si le onzieme ou le douzieme jour d'une maladie aiguë, on voit paroître une douce moiteur, ou des urines ſédimenteuſes qui, durant deux ou trois jours, faſſent décliner évidemment & terminent enfin la maladie : quel jour indiquera-t-on pour avoir été le jour critique? Sera-ce celui auquel a commencé cette eſpece de criſe, ou celui auquel la maladie s'eſt terminée ?

408. Dans une infinité de cas, on ne ſeroit pas moins embarraſſé pour aſſigner le jour de criſe funeſte, dans les maladies aiguës qui ſe terminent par la mort. Aſſignera-t-on pour ce jour, celui même de la mort? Mais nous avons fait voir (350, 351) que très-ordinairement cette criſe ayant commencé un, deux, trois jours auparavant, elle ne fait que s'achever, ſe conſommer le jour de la mort.

409. La peſte qui marche ſi rapidement, n'a ſans doute, eu égard aux jours critiques, rien de commun avec cette eſpece de fievre maligne ſpo-

radique, qui eſt particuliere aux jéunes gens, qui ſe termine rarement avant le trentieme jour, & s'étend ſouvent au quarantieme, au cinquantieme & au delà, lorſqu'elle ſe termine heureuſement.

410. Ces deux maladies ont cependant aux yeux d'un obſervateur attentif, des points d'analogie très-marqués. Elles ſont du même genre, & l'intervalle qui les ſépare, eſt rempli par des fievres qui ſe rapprochent plus ou moins de l'une ou de l'autre par des nuances multipliées, & qui ont chacune leur période particuliere.

411. Ainſi, quand même on ſuppoſeroit que le quatrieme, le ſeptieme jour fuſſent effectivement des jours critiques dans la peſte, il ne s'en ſuivroit pas pour cela que ces jours duſſent être plus remarqués que tout autre, dans les autres eſpeces de fievres qui, quoique du même genre, ont cependant une marche, une période différente.

412. Ainſi il eſt évident qu'on s'eſt nourri longtemps d'une opinion très-abſurde, lorſqu'on a tenu pour principe général, « que dans les maladies » aiguës, les jours critiques tels que le quatrieme » & le ſeptieme, le onzieme, le quatorzieme, » doivent être reſpectés, comme deſtinés particu» liérement aux opérations critiques de la nature; » que ces jours-là, il feroit imprudent de la trou» bler par des remedes qu'on doit réſerver pour » les jours vuides ou intercalaires. »

413. Mais, répondra-t-on, abandonnant l'idée

des jours critiques comme communs aux maladies aiguës considérées en général, il s'agit seulement de sçavoir si celles dont la marche est rapide se terminent principalement le quatrieme & le septieme par des crises heureuses : si celles qui viennent ensuite se terminent le onzieme, le quatorzieme : si celles dont la marche est encore moins rapide, affectent de se terminer le dix-septieme ; le vingtieme.

414. Pressé par cette question, & m'appuyant sur les réflexions (397 *& suiv.*), sur mon expérience particuliere, & sur les nombreuses histoires de maladies aiguës qu'on trouve dans nos Auteurs, je répons que je ne vois pas que la nature affecte aucune sorte de constance à terminer heureusement ces maladies aux jours qu'on a nommés critiques. Que ce seroit une erreur imprudente que d'en fixer le pronostic, d'en diriger le traitement relativement à la considération de ces jours ; que pour se régler sur ces deux objets, on doit, sans faire attention aux jours de la maladie, se fonder uniquement sur les signes qui la caractérisent, sur ceux qui indiquent sa marche plus ou moins rapide, sur ceux qui annoncent l'intégrité ou une affection plus ou moins grave des visceres, sur les signes de crudité ou de coction, sur ceux qui indiquent l'état des forces, sur ceux qui caractérisent les évacuations, les dépôts salutaires, critiques ou symptomatiques, qui se font ou qui sont

prêts à se faire; en un mot, sur l'ensemble de tous les signes qui sont exposés dans ce traité.* 29.

415. Les observations d'Hipocrate fournissent un si grand nombre d'exemples d'événements contraires à la doctrine des jours critiques, que fondés sur elles seules, nous serions suffisamment autorisés à embrasser le sentiment qu'on vient de proposer. *Voyez la * 29, & Prosper Alpin de Presag. lib. VI, cap. IV.*

416. J'ose encore me flatter de partager cette maniere de penser avec un nombre considérable des meilleurs Médecins actuels de l'Europe. Je n'en nommerai qu'un seul, le célébre Chevalier Pringle, qui, rejettant la doctrine des jours critiques, est fidéle néanmoins à observer dans l'occasion la durée ordinaire, la période particuliere de telle ou telle fievre, & la maniere dont elle a coutume de se terminer (*a*). La liberté philosophique qui s'est introduite dans la Médecine, comme dans les autres branches de la science naturelle, paroît nous avoir enfin guéri de ce respect aveugle & pour ainsi dire fanatique qu'avoient nos prédécesseurs pour Hipocrate & pour Galien. Mettant à profit & admirant les excellentes observations qu'ils ont puisées dans la nature, nous osons, nous devons discuter leurs opinions, & les

---

(*a*) On the diseases of the army. 7e. *édit.* 8°. *p.* 140, 297, 315.

rejetter lorſqu'elles nous paroiſſent contredites par l'expérience.

QUATRIEME SECTION.

417. LEs ſignes que nous avons décrit dans les trois premieres parties de cet ouvrage, ont la même ſignification pronoſtique dans la pleuréſie, dans la péripneumonie, que dans les autres fievres aiguës.

418. Ces deux maladies ont encore un grand nombre d'autres ſignes qui leur ſont particuliers, & qu'il eſt important de bien connoître, pour porter un jugement ſolide ſur ce qu'on doit craindre ou eſpérer de leur iſſue.

419. Etrangeres à l'enfance, elles y ſont auſſi plus dangereuſes que dans l'adoleſcence ou dans l'âge mûr.

420. Elles mettent les hommes forts & vigoureux, ceux qui ſont addonnés au vin, dans un plus grand danger que les autres ſujets. *Hip.* 249.

421. Elles ſont encore plus dangereuſes pour les Aſthmatiques.

422. Dans la pleuréſie il eſt avantageux & de bon augure, que la douleur occupe l'un ou l'autre côté, qu'elle ſoit ſupportable, quelle ne gêne pas beaucoup la reſpiration.

423. Une forte douleur de côté, caractérise une pleuréſie grave & dangereuſe.

424. Mais ſi cette douleur eſt portée au point de rendre la reſpiration exceſſivement courte, d'arracher des plaintes, des cris à un homme qui ait quelque fermeté : le pronoſtic d'une telle pleuréſie ne peut qu'être très-fâcheux ; il devient encore plus funeſte, ſi la ſaignée quoique réitérée n'y apporte aucun ſoulagement.

425. Les douleurs pleurétiques, ſupérieures, *Hip.* 254, dorſales, médiaſtines, ſont beaucoup plus fâcheuſes que celles qui ſont latérales, moyennes ou inférieures.

426. Si la douleur pleurétique eſt variable tant pour le ſiege qu'elle occupe que pour le degré de ſa violence, étant quelquefois très-vive, diſparoiſſant, ou ſe faiſant à peine ſentir dans d'autres momens : on doit ſoupçonner que le malade a dans l'eſtomac, ou dans les inteſtins, des vers dont les piqûres cauſent ſouvent de telles douleurs.

427. Si les crachats ſont teints de ſang : ſi le malade a dans quelque région de la poitrine une douleur qui, quoiqu'obſcurcie de temps en temps par une douleur plus vive, reparoiſſe cependant lorſque celle-ci eſt paſſée, la maladie eſt une pleuréſie compliquée de vers.

428. Dans des circonſtances oppoſées à celles que nous venons de marquer, on doit croire que ſans qu'il y ait véritablement pleuréſie, la douleur

(426) eſt uniquement produite par des vers, & ce ſecond cas eſt moins dangereux que le premier.

429. Le caractere connu des maladies régnantes, d'une conſtitution épidémique, & les ſignes (40, 41) aident encore à diſtinguer ces deux cas (427, 428).

430. Un point de côté vraiment & uniquement pleurétique, peut auſſi changer de place, ſoit par métaſtaſe de l'inflammation, ſoit par une ſimple extenſion de la maladie; la douleur de la partie nouvellement affectée, obſcurciſſant par ſa violence, la douleur de celle qui avoit été affectée la premiere. *Hip*. 252.

431. Dans ce cas qui eſt plein de danger, la nouvelle douleur eſt fixe & conſtante, & ne préſente pas les mêmes viciſſitudes que dans les cas (427, 428).

432. Si la douleur de côté & la gêne de la reſpiration diſparoiſſent pour faire place à un délire phrénétique, on a tout à craindre que la maladie ne ſe termine par la mort * 30. *Hip*. 251, 273.

433. Si la douleur pleurétique & la fievre doivent être fortes, il vaut mieux que ce ſoit au commencement de la maladie; mais ſi modérées, ou même à peine ſenſibles au commencement, elles deviennent très-vives vers le ſixieme jour: cette marche particuliere de la maladie, en rend le pronoſtic très-fâcheux. *Hip*. 253.

434. S'il arrive qu'un point de côté très-vif ceſſe

brusquement, & sans que ce soulagement puisse être attribué à une sueur, à une hémorrhagie, ou à toute autre évacuation ou dépôt critique : s'il arrive en même temps que les autres symptomes qui accabloient auparavant le malade, s'aggravent, loin de diminuer; qu'il devienne excessivement foible, qu'il ait des sueurs froides, les extrémités froides, le pouls très-mauvais, une extrême altération dans les traits de la physionomie : à de tels signes on reconnoît avec certitude que sa mort est prochaine.

435. Dans la pleurésie & dans la péripneumonie, le plus ou moins de difficulté de respirer, répond assez ordinairement au degré de violence de la maladie.

436. Il est donc avantageux que la respiration ne soit pas fort gênée, ni précipitée; qu'elle ait de l'étendue, que le malade ne souffre pas d'avantage de l'oppression & de la toux couché sur l'un ou l'autre côté, que lorsqu'il est couché sur le dos; qu'il se tienne couché à plat, si telle est son habitude en état de santé.

437. Mais le pronostic de ces maladies est en général d'autant plus fâcheux, que la respiration est plus courte, plus gênée, plus laborieuse.

438. Les différents degrés de gêne dans la respiration ne peuvent se définir. Le long usage donne seul au Médecin le coup d'œil qui sert à les reconnoître & à les apprécier dans le pronostic.

439.

439. Si couché ſur l'un des deux côtés, le malade eſt beaucoup plus fatigué par la toux & par l'oppreſſion, que lorſqu'il eſt couché ſur l'autre : on ne doit pas ſe preſſer d'en conclure qu'il y ait abſcès dans un des lobes du poumon (484).

440. Ce ſymptome (439) paroiſſant au commencement d'une pleuréſie, ou d'une péripneumonie, annonce ſeulement que l'inflammation n'affecte qu'un des deux lobes du poumon, ou du moins qu'un de ces lobes en eſt plus affecté que l'autre.

441. Si dans le cours d'une pleuréſie, d'une péripneumonie, le malade eſt bruſquement ſaiſi d'une telle difficulté de reſpirer, qu'elle l'oblige de ſe tenir aſſis ſur ſon lit, & que même dans cette ſituation ſa reſpiration ſoit encore laborieuſe : un tel ſymptome non précédé des ſignes de l'abſcès (474 *& ſuiv.*) donne lieu de préſumer qu'il s'eſt fait un épanchement de féroſité dans la cavité de la poitrine. Il annonce une mort prochaine * 31. *Hip.* 255.

442. Si le ſang tiré par la ſaignée paroît coëneux, comme on l'obſerve ordinairement dans ces maladies : il eſt avantageux & de bon augure que cette coëne ne ſoit pas fort épaiſſe, & qu'après un temps convenable, il ſe ſépare du caillot une quantité ſuffiſante de féroſité.

443. Mais ſi la coëne occupe preſque toute l'épaiſſeur du caillot : ſi elle a la tranſparence d'une gelée : ſi ſa ſurface paroît parſemée de cel-

lules livides : ſi long-temps après la ſaignée il ne s'en ſépare aucune ſéroſité : ces qualités du ſang tiré par la ſaignée, annoncent une mort prochaine; & ce ſigne eſt accompagné & ſuivi des ſymptomes les plus funeſtes * 32.

444. Le pouls ſouple & développé eſt en général de très-bon augure dans les maladies aiguës, dans les inflammations de poitrine. Il annonce de plus & accompagne l'expectoration ſalutaire, qui termine ordinairement ces maladies.

445. Si les ſymptomes devenant de jour en jour plus graves, de fort qu'il étoit, le pouls devient vuide (5) ou petit, mol, foible, inégal : ce changement dans le caractere du pouls, eſt formidable. Il eſt ordinairement accompagné des ſymptomes les plus funeſtes. *Voyez le* (3).

446. La dureté du pouls n'eſt point eſſentielle à la pleuréſie. Ce ſymptome doit être mis au nombre des ſignes pronoſtics de cette maladie * 33.

447. Ce ſymptome eſt défavorable, ſur-tout s'il perſiſte avec une certaine conſtance.

448. Tant que le pouls demeure évidemment dur, on ne doit pas s'attendre à voir encore paroître une expectoration ſalutaire & déciſive.

449. Les autres ſymptomes n'annonçant pas la mort, ſi le pouls ſe conſerve dur juſques vers le onzieme jour, on peut avec juſte raiſon ſoupçonner que la maladie prendra la tournure de la ſuppuration & de l'abſcès.

450. Les inflammations de poitrine dans lesquelles le pouls est dès les premiers jours, très-fréquent, petit, mol, foible, souvent même inégal, participent du caractere des fievres malignes (2). Elles sont beaucoup plus dangereuses; la saignée y est souvent pernicieuse, loin d'être utile. Elles prennent plus souvent la tournure de la gangrene, que les pleurésies, les péripneumonies qui sont purement inflammatoires.

451. Un des signes les plus favorables qui puissent survenir en pareil cas, c'est que perdant de sa fréquence, le pouls reprenne de l'étendue, de la force & de l'égalité.

452. La pleurésie & la péripneumonie ayant coutume de se terminer heureusement par le moyen d'une expectoration louable & copieuse, il est nécessaire pour bien juger ces maladies, de connoître les différentes qualités des crachats & les pronostics qu'on en doit tirer.

453. Les pleurésies, les péripneumonies séches, c'est-à-dire, dans lesquelles l'expectoration manque absolument, sont extrêmement dangereuses. *Hip.* 256. Si les symptomes qui s'y développent n'annoncent pas la mort, on a encore lieu de craindre qu'elles ne prennent la tournure de la suppuration, & qu'elles ne dégénerent en abscès.

454. Si les crachats n'ont ni couleur, ni consistence; s'ils sont purement aqueux, écumeux, semblables à de la salive battue : ils ne procurent

aucun ſoulagement : on ne peut qu'en porter le pronoſtic fâcheux (453). *Hip.* 261.

455. Il faut être bien étranger à la pratique de la Médecine, pour s'allarmer des crachats teints de ſang que peut rendre un malade au commencement d'une pleuréſie, ou d'une péripneumonie.

456. Il eſt au contraire avantageux que dès les premiers jours, l'expectoration s'établiſſe de cette maniere (455) *Hip.* 265, 267 : qu'à cette époque de la maladie, les crachats ſortent ſans beaucoup de peine & d'efforts ; qu'ils ſoient formés du mélange d'une humeur un peu plus épaiſſe, plus viſqueuſe que la ſalive, & d'un peu de ſang qui y ſoit bien mêlé & comme fondu ; que du quatrieme au ſeptieme ou huitieme jour, le ſang diſparoiſſe peu-à-peu des crachats ; que ceux-ci s'épaiſſiſſent par degrés, juſqu'à ce qu'ils deviennent parfaitement cuits, c'eſt-à-dire que chaque fois que le malade touſſe, & par un ſeul effort d'une toux graſſe, il ſe détache un gros crachat, d'une conſiſtence épaiſſe, uniforme & d'un blanc ſale tirant plus ou moins ſur le jaune ou ſur le roux.

457. Le ſoulagement qu'elle procure, eſt l'indice le plus certain d'une expectoration ſalutaire. *Hip.* 271.

458. Lorſque ce n'eſt que par des efforts réitérés d'une toux preſque ſéche, que le malade parvient à arracher pour ainſi dire un crachat petit, & qui ne ſoulage pas : ce ſigne eſt défavorable ; il an-

nonce au moins que la maladie eſt encore loin d'être en voie de guériſon.

459. Mais ſi le malade paroiſſant avoir la poitrine pleine de crachats, ſes fréquents efforts pour la dégager ſont inutiles : ſi après avoir touſſé, craché, ſa reſpiration fait encore entendre le gargouillement des crachats qui ſont arrêtés dans les bronches : ce ſymptome eſt d'un augure très-fâcheux. S'il perſévere, il doit faire craindre que le râle ne s'établiſſe, & que le malade ne ſuccombe promptement. *Hip.* 264.

460. Le crachat purement ſanglant annonce au commencement une pleuréſie, une péripneumonie grave & dangereuſe. *Hip.* 268. S'il paroît tel dans l'état de la maladie, il eſt d'un préſage encore plus fâcheux.

461. Le crachat bilieux, c'eſt-à-dire jaune, tranſparent, luiſant, eſt de mauvais augure. *Hip.* 260.

462. Celui qui eſt bilieux, d'un verd porracé, annonce encore un plus grand danger. *Hip.* 262.

463. Le crachat brun, livide, celui qui eſt noir, félide, annoncent une mort preſque aſſurée. *Hip.* 263.

464. S'il arrive dans le cours d'une pleuréſie, d'une péripneumonie, qu'une expectoration purulente s'établiſſe peu-à-peu & par degrés ; on doit l'attribuer à une ulcération ſuperficielle de quelque partie de la membrane qui tapiſſe les bronches.

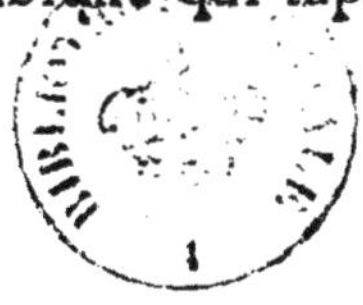

465. Une telle expectoration purulente (464) n'eſt pas fort abondante ; tandis que celle qui eſt produite par la rupture d'un abſcès (500 , 501) ſurvient bruſquement, & eſt très-abondante au commencement.

466. L'expectoration (464) ſurvient principalement dans les cas (453 , 454, 458 , 461). Les pleuréſies, les péripneumonies qui débutent par un vomiſſement fort & opiniâtre, me paroiſſent encore ſujettes à préſenter dans leurs cours une telle expectoration * 34. On ne doit nullement s'y attendre dans les cas (455 , 456 , 457).

467. Le pronoſtic dans ce cas (464 , 465) ne doit point s'appuyer ſur la qualité purulente de l'expectoration, mais ſur l'enſemble de tous les autres ſignes que préſente la maladie.

468. Si cette expectoration ſe fait avec facilité ; ſi elle ſoulage & paroît viſiblement adoucir les ſymptomes , on eſt fondé à promettre une prompte & heureuſe terminaiſon de la maladie.

469. Si dès le commencement d'une péripneumonie, avec une grande difficulté de reſpirer, une eſpece de bouillonnement dans la poitrine, une fievre forte, le pouls très-ſouple, une moiteur conſidérable & continuelle, le malade expectore abondamment une matiere de qualité purulente : quelqu'allarmans que ſoient ces ſymptomes, on ne doit pas aiſément déſeſpérer de la guériſon. L'expérience paroît prouver que ces fortes

de péripneumonies ne ſont pas ordinairement mortelles. *Hip.* 272.

470. Si au milieu des ſymptomes les plus graves, il ſurvient un friſſon qui ſoit immédiatement ſuivi d'une ſueur très-copieuſe, univerſelle, & qui ſoulage évidemment le malade : cette ſueur eſt ſalutaire. Elle termine la maladie par une criſe proprement dite (210, 354, 355).

471. Une moiteur ſoutenue & qui ſoulage ; des déjections ſalutaires (172), des urines ſédimenteuſes critiques (195), en annoncent la prochaine & heureuſe terminaiſon.

472. S'il arrive dans le cours d'une pleuréſie que tous les ſymptomes de cette maladie ceſſant bruſquement, ils ſoient remplacés par une rétention d'urine. Cette nouvelle maladie peut ſervir de criſe à la premiere : criſe très-rare, à la vérité, mais obſervée.

473. Lorſqu'une inflammation de poitrine parvient au quatorzieme jour, ſans que la maladie paroiſſe en voie de guériſon, ſoit par défaut d'une expectoration louable ou d'autre évacuation ſalutaire, ſoit par le peu de ſuccès des moyens que fournit la Médecine : ſi les ſymptomes que préſente la maladie ne ſont pas mortels, on a lieu de croire qu'elle dégénérera en abſcès, ſuppoſé qu'il ne ſoit pas déjà formé. *Hip.* 274, 275.

474. Si la fievre change de caractere ; ſi prenant celui d'une fievre de ſuppuration, elle de-

vient remittente, chacun de ses redoublements, commençant par un frisson, on ne peut presque plus douter que la maladie n'ait pris décidemment la tournure de la suppuration & de l'abscès. *Hip.* 276, 277, 278, 279.

475. La régularité ou l'irrégularité de la période de ces redoublemens ne change rien à ce diagnostic (471) * 35.

476. Les frissons par lesquels débutent les redoublements des fievres de suppuration, sont ordinairement beaucoup plus forts au commencement, que lorsqu'elles ont duré un certain temps.

477. La violence de ces frissons, la régularité de leur période en impose quelquefois aux Médecins peu instruits, peu attentifs, & leur font prendre ces fievres de suppuration pour de simples fievres remittentes, ou intermittentes.

478. Les signes diagnostics de l'abscès (473, 474) sont confirmés par les suivants.

479. Dès que le malade se livre au sommeil, soit le jour ou la nuit, il tombe dans des sueurs abondantes, & qui loin de le soulager l'affoiblissent. *Hip.* 280, 282.

480. Si l'abscès succéde à une pleurésie, la douleur conservant son même siège, elle change de caractere, d'aiguë, de pongitive, elle devient gravative. *Hip.* 276, 281.

481. La toux persiste ; mais elle est inutile. Elle

est

est séche. Elle ne produit que des crachats semblables à de la salive. *Hip.* 282.

482. Quelquefois la toux porte aux narines du malade une odeur infecte. Cette odeur est même quelquefois sensible pour les assistants.

483. Et ce symptome, lorsqu'il a lieu, aggrave le pronostic de l'abscès déjà fâcheux par lui-même.

484. La toux, l'oppression, la douleur gravative, fatiguent plus le malade couché sur un côté que sur l'autre. *Hip.* 281.

485. Le siége de l'abscès est ordinairement, mais non toujours, dans le côté opposé à celui sur lequel le malade étant couché, il souffre davantage.

486. Le sang (supposé que la situation du malade exige une saignée) se trouve coëneux.

487. Les enflures aux pieds, *Hip.* 282, aux mains, aux paupieres; le cours de ventre simple ou dysentérique, *Hip.* 280, 283; l'inégalité, l'intermittence du pouls, sont encore des symptomes familiers aux abscès de poitrine.

488. Si avec les signes que nous venons de rapporter (473 *& suiv.*) il survient un battement incommode & manifeste dans quelque partie de la poitrine, on ne doit pas se persuader aisément qu'il soit anévrismal.

489. L'abscès du poumon, situé de maniere à recevoir l'impression des mouvemens du cœur, ou des gros vaisseaux artériels, produit quelquefois cette fausse apparence d'anévrisme * 36.

O

490. Si aux ſignes de l'abſcès de poitrine ſe joignent des ſymptomes formidables, tels qu'une oppreſſion forte, une toux très-violente, un pouls mauvais, une fievre vive, une grande altération dans les traits de la phyſionomie, &c. on doit craindre que le malade n'y ſuccombe promptement & avant que la nature ait trouvé une iſſuë à la matiere contenuë dans l'abſcès. *Hip.* 287.

491. Si les ſymptomes qui l'accompagnent ſont modérés ; ſi la reſpiration n'eſt pas gênée : ſi la douleur eſt peu conſidérable, ainſi que la toux ; ſi la fievre eſt modérée ; ſi les urines, les déjections ſont naturelles ; ſi le malade a du repos dans la nuit : le pronoſtic ſera plus favorable. *Hip.* 286. On pourra annoncer que le danger eſt différé juſqu'au temps de la rupture de l'abſcès.

492. Mais on doit faire connoître aux aſſiſtants, qu'à cette époque, le malade eſt expoſé à périr bruſquement, ſoit que l'abſcès ſe vuidant dans la cavité de la poitrine, il occaſionne une ſyncope mortelle : ſoit que le pus verſé dans les bronches, les inonde en un inſtant, & au point de le ſuffoquer.

493. On ne peut fixer avec aucune apparence de préciſion, le temps qui doit s'écouler depuis la formation de l'abſcès, juſqu'à l'époque à laquelle il doit s'ouvrir.

494. Plus la marche de la maladie paroît vive ; plus la toux & l'oppreſſion ſont fortes, ainſi que

la fievre & la chaleur à l'habitude du corps : plus on eſt en droit de croire que l'abſcès s'ouvrira promptement. *Hip.* 289.

495. Il eſt rare qu'un abſcès de poitrine s'ouvre plutôt que douze ou quinze jours après qu'on a obſervé des ſignes évidents de ſa formation. Il eſt rare qu'il s'ouvre plus de trente jours après la même époque. *Hip.* 288, 289.

496. La fievre, la toux, l'oppreſſion augmentent quelquefois, mais non toujours, peu de temps avant la rupture de l'abſcès, & donnent lieu de prévoir qu'elle ſe fera inceſſamment. *Hip.* 290.

497. Si la toux augmentée produit des crachats teints de ſang, ou les exhalaiſons (482), on peut prédire avec une ſorte de certitude, que la rupture de l'abſcès eſt prête à ſe faire, & qu'il verſera le pus dans les bronches.

498. S'il arrive à un malade qui ait tous les ſignes d'un abſcès de poitrine, de rendre des urines qui dépoſent un ſédiment copieux & purulent, ou d'être ſaiſi d'un cours de ventre, & que l'une ou l'autre de ces évacuations faſſe diſparoître la fievre & tous les autres ſignes de l'abſcès : on doit croire que par un effort ſalutaire de la nature, le pus abſorbé, & porté dans les voies de la circulation, a été évacué par l'une ou l'autre de ces évacuations.

499. Cette terminaiſon de l'abſcès de poitrine eſt la plus heureuſe, mais elle eſt bien rare.

500. Si l'abſcès créve du côté des bronches, il eſt avantageux que cet événement ait lieu, le malade étant éveillé, afin qu'il courre un moindre riſque d'en être ſuffoqué.

501. Dans ce cas on doit très-bien augurer de l'iſſuë de la maladie, ſi au commencement l'expectoration purulente eſt facile, copieuſe, & de bonne qualité ; ſi cette expectoration fait bientôt ceſſer la fievre, & ſi après avoir été abondante pendant quelques jours, on la voit diminuer enſuite peu à peu & par degrés. *Hip.* 291.

502. Dans des circonſtances contraires à celles qu'on vient de rapporter, on doit s'attendre à voir périr le malade de la conſomption. Le pronoſtic ſera douteux, ſi l'état du malade paroît préſenter en même temps de bons & de mauvais ſignes. *Hip.* 292, 293, 295, 296.

503. L'abſcès étant encore fermé, s'il ſurvient une tumeur dans quelque partie extérieure de la poitrine, on doit croire que l'abſcès fait des progrès vers cette partie, & qu'il s'y manifeſtera par la fluctuation, ſoit que cette tumeur ſoit rouge, ou qu'elle ſoit blanche & pâteuſe.

504. Si ſur ces entrefaites il ſurvient une abondante expectoration de matiere purulente, elle fait diſparoître la tumeur, l'abſcès s'étant ouvert dans les bronches.

505. Si au contraire cette tumeur parvient au point de préſenter une fluctuation manifeſte, il

convient de l'ouvrir ; & ſi cette opération donne iſſuë à un pus de bonne qualité, ſi elle fait bientôt ceſſer la fievre & la toux, ſi l'appétit & le ſommeil ſe rétabliſſent, on a lieu de bien eſpérer. *Hip.* 298.

506. Cet abſcès étant ouvert, ſi le pus qui en ſort eſt ſanieux, fétide, de mauvaiſe couleur ; s'il perſiſte dans ces mauvaiſes qualités ; ſi la fievre lente perſévére : on doit croire que le malade périra de la conſomption.

507. Lorſque l'abſcès, ſoit du poumon, ſoit de la plévre, crève, & verſe le pus dans la cavité de la poitrine, le malade éprouve aſſez ordinairement une foibleſſe, quelquefois une ſyncope au moment même de la rupture de l'abſcès. *Hip.* 297. enſuite après un ſoulagement paſſager, la difficulté de reſpirer augmente par degrés, ſouvent au point de l'obliger de ſe tenir aſſis. Il ſent un poids incommode en forme de ceinture à la région du diaphragme.

508. Le ſiége ancien de la douleur, ſoit pongitive durant le cours de la maladie inflammatoire, ſoit gravative après que l'abſcès a été formé, indique le côté de la poitrine où s'eſt fait l'épanchement.

509. L'impoſſibilité de ſe tenir couché ſur le côté oppoſé ſans une grande augmentation de la toux & de l'oppreſſion, confirme ce diagnoſtic. *Hip.* 301.

510. De même que l'inégalité des deux côtés de la poitrine, celui dans lequel s'eſt fait l'épanchement paroiſſant ſenſiblement plus gros que l'autre. *Hip.* 301.

511. Et cette inégalité des deux côtés devient beaucoup plus ſenſible, lorſqu'on regarde avec attention la partie poſtérieure de la poitrine, que ſi l'on ſe contente d'en obſerver la partie antérieure.

512. Ce dernier ſigne (510) n'a lieu que lorſque l'épanchement eſt très-conſidérable.

513. Toutes les reſſources du malade ſont dans la Chirurgie.

514. L'opération de l'empyeme étant faite, la qualité bonne ou mauvaiſe du pus, *Hip.* 298, 299, la ceſſation ou la perſévérance de la fievre & des autres ſymptomes, doivent diriger le pronoſtic, qui même dans les circonſtances les plus favorables, ne doit promettre affirmativement la guériſon d'une maladie auſſi cruelle, que lorſqu'elle eſt preſqu'entiérement terminée.

515. L'abſcès du poumon n'eſt pas toujours la ſuite d'une pleuréſie ou d'une péripneumonie. Dans certains cas, il eſt primitif, & fait lui-même toute la maladie.

516. Cet abſcès ſe manifeſte quelquefois par une douleur plus ou moins vive à la poitrine, une toux ſéche & fréquente, difficulté de reſpirer, impoſſibilité de ſe tenir couché ſur l'un des deux

côtés ; enfin par une fievre qui dès le commencement a les caracteres d'une fievre de suppuration * 37. Souvent le pouls est inégal, intermittent.

517. Le pronostic de cette maladie n'est pas différent de celui de l'abscès qui succéde à une pleurésie ou à une péripneumonie. Il doit se tirer des (490, 491, 492).

518. L'abscès du poumon se forme quelquefois sourdement, & parvient à l'époque de sa rupture, sans avoir donné aucun signe : l'homme qui en est affecté ne se suspectant pas même malade. C'est cette espece d'abscès qu'on nomme proprement vomique purulente.

519. Au moment que la vomique se rompt, le pus versé dans les bronches, les inonde & les remplit quelquefois, au point de suffoquer le malade, & de le faire périr au même instant que la maladie se déclare, & se manifeste par un regorgement de matiere purulente.

520. Si plus heureux, & échapant à ce danger, il expectore abondamment la matiere purulente, le pronostic (500, 501) convient aux suites de la vomique, comme à celles de l'abscès qui a succédé à la pleurésie ou à la péripneumonie.

521. De même que la vomique purulente, la vomique lymphatique se forme aussi sourdement, & ne se manifeste qu'au moment de sa rupture.

522. Alors le malade saisi d'une toux continuelle & suffocante, expectore une matiere lymphatique écumeuse, très-abondante, quelquefois une pleine jatte dans l'espace d'une heure.

523. La fievre se joint à ces symptomes, & si elle persévere, on a tout à craindre que l'expectoration purulente ne s'établisse, & que le malade ne meure de la consomption.

524. Il est singuliérement rare; il arrive cependant quelquefois que dans les premiers efforts (522) le malade rend la vomique lymphatique enveloppée de son kyste, & ressemblant à un petit œuf de poule dénué de sa coque, expectorant ensuite en très-grande abondance une matiere lymphatique écumeuse.

525. Ce qui fait voir que ces deux cas (522, 524) sont les mêmes, & ne différent qu'en ce que dans le premier, la vomique se créve, & est rendue entiere dans le second.

526. Il est vraisemblable que la vomique lymphatique suffoque quelquefois & fait périr en un instant le malade * 38.

527. L'esquinancie qui, ayant son siége dans le larynx, affecte la voix du malade & la rend grêle, rend sa respiration difficile, laborieuse : est la plus redoutable. Elle fait périr le malade le troisieme, le quatrieme jour, quelquefois même plus promptement. *Hip*. 303.

528. Cette espece d'esquinancie est heureuse-

ment

ment fort rare, ſur-tout chez les adultes. Les enfants y ſont plus ſujets.

529. L'eſquinancie, qui occupant les amygdales & les parties voiſines, affecte ſeulement la déglutition, fait bien rarement périr le malade, lorſqu'elle eſt purement inflammatoire.

530. Elle devient cependant dangereuſe, lorſqu'elle eſt portée au point d'intercepter totalement la déglutition.

531. Le crachement fréquent & abondant d'une matiere épaiſſe, viſqueuſe, ſoulage ordinairement, & fait une criſe particuliere à cette maladie.

532. Si l'une des amygdales enflammée s'abſcéde, l'ouverture ſpontanée ou artificielle d'un tel abſcès, & les crachats purulents diſſipent bientôt la fievre & les autres ſymptomes.

533. Si l'inflammation du goſier s'étend aux parties environantes, de maniere à former extérieurement une tumeur dure & conſidérable, qui embraſſe dans ſon étendue une des parotides, les glandes & les muſcles ſubmaxillaires du même côté; ſi cette tumeur ſuppure, le malade court quelque riſque d'être ſuffoqué par la rupture interne & ſubite de l'abſcès.

534. Quoique l'eſquinancie n'affecte que la déglutition : ſi néanmoins, dès le commencement de cette maladie, les forces ſont exceſſivement abattues, le pouls très-fréquent, petit, mol, foible, inégal; à ces ſignes on reconnoît l'eſqui-

nancie gangréneuſe ou maligne, maladie pleine de danger.

535. Les eſchares qui ſe forment bientôt dans les parties du fond de la bouche qui ſont tuméfiées, & l'haleine infecte du malade, confirment ce diagnoſtic.

536. S'il arrive dans le cours d'une pareille maladie que l'inflammation gangréneuſe s'étendant au larynx, la voix du malade devienne grêle, & ſa reſpiration laborieuſe : on doit déſeſpérer.

537. La péripneumonie, ſi elle ſurvient, eſt auſſi du plus fâcheux augure. Si elle ne fait pas périr promptement le malade, il court encore le riſque de mourir étique des ſuites de cette maladie. *Hip.* 304.

538. C'eſt dans la fleur de l'âge, à peu près de quinze ou ſeize ans juſqu'à trente-ſix, que les hommes ſont le plus ſujets à l'hémopthyſie. *Hip.* 305.

539. Il eſt bien rare qu'elle ſoit mortelle par elle-même * 39. Mais elle eſt ſur-tout redoutable par la phthiſie pulmonaire qu'elle donne lieu de craindre, & qui en eſt ſouvent la ſuite. *Hip.* 306.

540. Le Médecin ſe gardera cependant de partager la frayeur que tout crachement de ſang, inſpire à la plûpart des hommes. Il ſaura diſtinguer & faire connoître les cas dans leſquels il eſt accompagné ou exempt de danger.

541. Si une perſonne d'une conſtitution délicate,

iſſuë d'une famille où la phthiſie ſoit héréditaire, crache en touſſant du ſang pur, vermeil, écumeux, en une certaine quantité : une pleine taſſe, par exemple, ou d'avantage, ſoit en une ſeule fois, ou à diverſes repriſes. S'il ſe déclare en même-temps une petite fievre continue rémittente, & dont les redoublements ſoient caractériſés par de légers friſſons, ou par un ſimple refroidiſſement des extrêmités, toutes ces circonſtances ſont défavorables. Elles font connoître qu'une telle hémopthyſie eſt le début de la phthiſie pulmonaire, maladie preſque toujours incurable. *Hip.* 307, 308, 309.

542. Mais ſi le malade eſt d'une bonne conſtitution : s'il eſt exempt de diſpoſition héréditaire à la phthiſie : s'il ne crache en touſſant que quelques filets de ſang, mêlés avec de la ſalive : s'il n'a pas de fievre : il faudroit être abſolument étranger à la pratique de la médecine pour craindre qu'une pareille hémopthyſie eût des ſuites fâcheuſes.

543. Dans les cas mixtes, le pronoſtic ſera varié, ſuivant qu'ils participeront plus ou moins des circonſtances (541) & de celles (542).

544. L'abſence ou la complication de la fievre ſont les deux circonſtances les plus déciſives pour le pronoſtic du crachement de ſang. Quelque copieux qu'il ſoit, ſi la fievre ne s'y joint pas, on peut ſe flatter qu'il ne ſera pas ſuivi de la phthiſie.

545. Si l'hémopthysie étant arrêtée depuis peu de temps, le pouls du malade devient dur & persiste dans ce caractere, on doit s'attendre au retour de l'hémopthysie.

546. C'est à peu près vers l'âge de quarante à quarante-cinq ans, que l'homme commence à devenir sujet à l'apoplexie, ainsi qu'à la distortion paralytique de la bouche, & à la paralysie de la langue. *Hip.* 310.

547. L'apoplexie n'attaque que bien rarement les enfants & les jeunes gens, & lorsque cela arrive, elle est constamment mortelle.

548. Les hommes sont plus sujets à l'apoplexie que les femmes.

549. Les personnes qui ont beaucoup d'embonpoint, y sont plus sujettes que les autres, *Hip.* 311, sur-tout si elles s'adonnent à l'oisiveté, au vin, à la bonne chere.

550. Si une personne est issuë de pere ou de mere qui sur la fin de leurs jours ayent éprouvé des attaques d'apoplexie, ou de paralysie : on doit craindre que dans un âge mûr ou avancé, elle ne tombe dans de pareilles maladies.

551. Lorsqu'un homme a eu précédemment une attaque d'apoplexie, ou de paralysie, on doit le considérer comme ayant une disposition prochaine à ces maladies : on a lieu de s'attendre que sa carriere sera terminée par l'apoplexie, ou par une fievre remittente soporeuse.

552. Si une perſonne d'un âge mûr ou avancé ſe plaint d'une douleur fixe & opiniâtre dans quelque partie de la tête, on doit croire qu'elle eſt menacée d'apoplexie ou de paralyſie * 40.

553. Des engourdiſſements, des fourmillements dans les membres; des vertiges fréquents, une diminution rapide de la mémoire, des abſences momentanées, des eſpeces d'éclipſes de l'eſprit, donnent au même âge de juſtes raiſons de craindre les mêmes maladies. *Hip.* 312, 313.

554. S'il arrive à un homme qui ait cinquante ans ou au delà, d'avoir une hémorrhagie du nez; on doit craindre que dans la ſuite il ne ſoit frappé d'apoplexie.

555. L'apoplexie forte eſt mortelle. Celle qui eſt légere eſt encore pleine de danger. *Hip.* 315. Si le malade n'y ſuccombe pas, on a encore à craindre qu'il ne demeure paralytique.

556. La parfaite inſenſibilité, le ronflement, *Hip.* 316, l'impoſſibilité d'avaler, ſont les ſymptomes qui caractériſent une apoplexie forte, & qui ne laiſſent aucun eſpoir que le malade puiſſe en guérir * 41.

557. Lorſqu'un homme eſt frappé d'apoplexie, il eſt avantageux qu'il ne ronfle pas, qu'il avale les liquides qu'on lui met dans la bouche, que piqué, pincé, il donne par ſes mouvements quelques ſignes de ſenſibilité. Il eſt encore avantageux que la fievre ſurvienne, & que continuant, elle faſſe

diminuer évidemment les ſymptomes de l'affection ſoporeuſe. La fievre aiguë qui s'établit dans ces ſortes de cas, eſt aſſez ordinairement une continuë remittente ſoporeuſe, dont le pronoſtic peut ſe tirer du (106 *& ſuiv.*)

558. Mais ſi la fievre ſurvenant, les ſymptomes de l'apoplexie s'aggravent loin de diminuer, on a tout lieu de craindre que le malade n'y ſuccombe.

559. S'il arrive à un malade épuiſé par une maladie chronique, d'être frappé d'apoplexie, ſa mort eſt prompte & certaine.

560. Si un apoplectique piqué, pincé aux jambes, en retire une & non pas l'autre, on doit prévoir que l'apoplexie diſſipée, celle-ci ſera paralytique. Il en eſt de même des bras.

561. Lorſque dans l'apoplexie, ou dans l'hémiplegie qui en eſt la ſuite ordinaire, & qui à ſon début eſt ſouvent accompagnée d'une fievre aiguë remittente ſoporeuſe ; lors, dis-je, que dans l'un ou l'autre de ces deux cas, on obſerve qu'en avalant, le malade eſt ſaiſi d'une toux violente : on doit ſavoir que ce ſymptome caractériſe la paralyſie du goſier, & qu'il aggrave le pronoſtic de ces maladies.

562. On doit cependant remarquer que le pronoſtic qu'on doit tirer de ce ſymptome, varie ſuivant ſes degrés. Si le malade n'a qu'une toux légere : s'il ne touſſe pas toutes les fois qu'il avale : le pronoſtic n'en eſt pas mortel. Mais il donne lieu

de prévoir que la paralysie sera fâcheuse & rebelle.

563. Si les mêmes organes sont affectés au point que les liquides insinués dans la bouche du malade, paroissent passer entiérement dans la trachée-artere, exciter une espece de râle, & le menacer de suffocation : on doit s'attendre à le voir bientôt périr.

564. Lorsqu'un apoplectique a des mouvements convulsifs, sa mort est prompte & certaine.

565. La fievre plus ou moins vive, les symptomes plus ou moins graves qui se développent dans le prélude de la petite vérole, n'influent pas sensiblement sur le pronostic de cette maladie, à moins qu'ils ne soient portés au point de faire craindre que le malade ne succombe avant l'éruption, ce qui arrive assez rarement. Les préludes les plus modérés, & ceux qui sont accompagnés des symptomes les plus graves, sont indistinctement suivis de petites véroles de bon ou de mauvais caractere.

566. Il est avantageux que l'éruption de la petite vérole commence le troisieme ou le quatrieme jour de la maladie : que dans ses progrès elle descende rapidement, c'est-à-dire, dans l'espace de 24, de 36, de 48 heures, de la tête aux pieds : que dans le même espace de temps elle se complette : qu'il cesse de sortir de nouveaux boutons : que ceux-ci soient peu nombreux : que le ventre

& la poitrine en ſoient exempts, ou à peu près : que l'éruption ſe faiſant, ou du moins lorſqu'elle eſt achevée, la fievre ceſſe : que les boutons ſoient couleur de roſe, qu'ils ſoient ſolides, bien relevés ; qu'ils groſſiſſent rapidement ; que leur ſuppuration commence vers la fin du ſeptieme, ou au commencement du huitieme jour de la maladie : qu'elle ſoit louable ; qu'elle s'acheve dans l'eſpace de trois à quatre jours, ſans autres incommodités que celles qui ſont inſéparables de la douleur qu'occaſionnent les boutons qui ſuppurent : que dans le fort de la ſuppuration, chaque bouton ſoit environné à ſa baſe d'un cercle couleur de roſe : que s'il y a de la fievre durant la période de la ſuppuration, elle ſoit modérée : que durant le prélude & l'éruption, le ventre ſoit libre, les déjections naturelles : que le malade ſoit conſtipé pendant la ſuppuration : que chaque bouton du viſage parfaitement mûr, dégénere en une croûte jaune qui brunit enſuite : que ceux du reſte de l'habitude du corps, ne ſéchent pas, mais qu'ils crévent les uns après les autres, & verſent leur pus. Telle eſt la marche de la petite vérole, lorſqu'elle eſt diſcrette & très-benigne.

567. Si l'éruption commence le ſecond jour de la maladie, on doit s'attendre à une petite vérole grave & dangereuſe : mais plus encore ſi l'éruption commence dès le premier jour : & ſur-tout s'il ſort dès le début, une quantité exceſſive de boutons

boutons ſur le viſage, ce qui conſtitue la petite vérole miliaire qui tue le malade en peu de jours.

568. Trois ou quatre grains naiſſants de petite vérole, qui dès le premier jour paroiſſent au viſage ou aux poignets, ſuffiſent à la vérité pour caractériſer la maladie, mais non pour fixer la période de l'éruption dont le commencement ne date que du jour où l'on voit ſortir d'un moment à l'autre de nouveaux boutons.

569. Plus l'éruption deſcend lentement de la tête aux pieds, plus elle tarde à ſe completter, plus la petite vérole eſt grave & dangereuſe.

570. Tout étant égal d'ailleurs, le danger de la petite vérole eſt à peu près en proportion du nombre des puſtules.

571. Si le malade éternue fréquemment durant l'éruption, tant que ce ſymptome perſiſte, on peut être aſſuré que l'éruption n'eſt pas encore complette.

572. Si la bouche, & ſur-tout ſi le goſier ſe garnit de boutons qui alterent la voix du malade & gênent la déglutition: ſi dans l'intervalle de l'éruption à la ſuppuration, la fievre & les ſymptomes qui l'accompagnent perſiſtent ou augmentent loin de ceſſer: on doit prévoir le plus grand danger durant le temps de la ſuppuration.

573. Si durant la période de l'éruption, les boutons de la petite vérole excitent une démangeaiſon forte & continuelle : ce ſigne doit être mis au

nombre de ceux qui annoncent le plus grand danger.

574. Ce ſymptome devient d'un augure encore plus ſiniſtre, s'il eſt porté au point que le malade écorche preſque tous ſes boutons, ſur-tout au viſage : & qu'ils ſe ſéchent ou s'ulcerent, au lieu de ſuppurer & de faire autant de petits abſcès.

575. Plus la ſuppuration tarde à commencer, plus la petite vérole eſt dangereuſe.

576. Les petites véroles qui préſentent un certain nombre de puſtules, ſoit criſtalines, ſoit ſiliqueuſes, ſont pleines de danger.

577. Quoique diſcrette, ſi la petite vérole eſt verruqueuſe; c'eſt-à-dire, ſi ſes puſtules ſont ſolides & pâles : on doit s'attendre à voir ſuccomber le malade.

578. Les petites véroles miliaires (567) ſont funeſtes, & tendent rapidement à la mort.

579. On a tout à craindre pour l'iſſuë des petites véroles dont les puſtules ſont applaties à leur pointe, & d'une couleur vineuſe pourprée.

580. Les taches de pourpre répandues dans les intervalles des puſtules, annoncent le plus preſſant danger.

581. Si dans le nombre des puſtules, on en voit quelques-unes qui ſoient noires, on peut, ſur un tel ſigne, prédire la mort du malade.

582. L'hémorrhagie des gencives, l'hémopthyſie, le piſſement de ſang, le vomiſſement, les

déjections de ſang, l'hémorrhagie même du nez ; ſi elle eſt abondante & purement ſymptomatique, ſont mortelles. Ces hémorrhagies s'obſervent particuliérement dans les petites véroles (578, 579, 580).

583. Les vomiſſements, les déjections atrabilaires ſont mortels.

584. Le cours de ventre ſéreux, copieux, opiniâtre, annonce le plus preſſant danger.

585. L'affaiſſement bruſque des puſtules, eſt ordinairement ſuivi d'une mort prompte.

586. Le délire phrénétique, l'eſquinancie, la difficulté de reſpirer, un point de côté, en un mot les ſymptomes qui marquent que la maladie porte ſur quelqu'un des viſceres, ſurvenant dans le cours de la petite vérole, annoncent le plus preſſant danger; ils ſont abſolument mortels, s'ils ſont précédés & accompagnés de l'affaiſſement des puſtules (585).

587. Il eſt avantageux dans les petites véroles confluentes, que le viſage ſe gonfle très-conſidérablement dans le temps de la ſuppuration ; que ce gonflement du viſage ne diminue enſuite que peu à peu & par degrés ; qu'il ſoit ſuivi & remplacé par un gonflement ſemblable des avant-bras, des mains & des pieds; que le malade, s'il eſt adulte, ait une ſalivation abondante dans la même période.

588. Mais ſi le gonflement des parties que je

viens de nommer, ne survient pas dans cette période : ou si les mêmes parties déjà gonflées, viennent à s'affaisser subitement, la face étant pâle ou livide, loin d'être animée. A de tels signes, on a tout lieu de craindre une mort prochaine. Le même danger accompagne la suppression totale & subite de la salivation.

589. La suppuration achevée, il est avantageux & de bon augure que la fievre cesse : si elle persiste à cette époque, & sur-tout si elle augmente ; on doit croire que le malade n'est pas encore hors de danger.

590. Quoique la petite vérole ait été benigne ; quoique les pustules aient été du meilleur caractere : si néanmoins, la suppuration achevée, les pustules de l'habitude du corps se séchent promptement sans crever, sans verser leur pus : on doit craindre que cette maladie ne soit suivie ou de furoncles nombreux & très-incommodes ; ou d'ophtalmie dangereuse pour la vue ; ou de dépôt sur la poitrine, de fievre lente. Plus les pustules ont été nombreuses, plus ces suites sont à craindre dans le cas proposé.

591. Les boutons de petite vérole qu'on cisèle avant leur parfaite maturité, avant que les cercles rouges qu'ils ont à leur base, dans le fort de la suppuration, soient effacés ; ces boutons, dis-je, quoiqu'ouverts se régénerent, & renouvellent les souffrances du malade.

592. Le pronoſtic de la rougeole ne ſe tire ni de la qualité de l'éruption, ni du temps de ſa ſortie ou de ſa rétroceſſion. Il ſe tire uniquement des ſymptomes que préſente la maladie, & particuliérement de ceux qui caractériſent une affection plus ou moins grave de la poitrine.

593. Il eſt rare qu'elle mette le malade en danger de la vie : mais elle laiſſe ſouvent après elle des impreſſions plus ou moins fâcheuſes ſur le goſier, ſur la poitrine. Elle eſt auſſi quelquefois ſuivie d'ophtalmie très-rebelle.

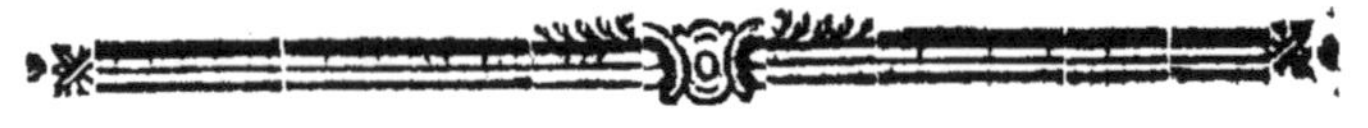

DE PRÆSAGIENDA in acutis vitâ & morte ægrotantium, ſelectæ Hippocratis ſententiæ.

PRÆFATIO.

1. OPERÆ pretium mihi facturus Medicus videtur, ſi ad providentiam ſibi comparandam, omne ſtudium adhibeat. Cum namque præſenſerit, & prædixerit apud ægrotos, tum præſentia, tum præterita, tum futura, quæque ægri omittunt, expoſuerit; res utique ægrotantium magis agnoſcere credetur: adeò ut majore cum fiduciâ ſeſe homines medico committere audeant. Curandi verò rationem optimè molietur, ſi ex præſentibus affectionibus futura prænoverit. Neque enim fieri poteſt, ut omnes ægroti ſanitatem aſſequantur. Hoc nempè longè præſtantius foret, quam futurorum conſecutionem prænoſcere. Quandoquidem verò quidam vi morbi intereunt, priuſquàm Medicum accerſant; quidam etiam vocato Medico confeſtim, partim quidem unum diem, partim etiam paulò diutiùs vitam trahentes mortui ſunt, priuſquàm Medicus arte ſuâ ſingulis morbis viriliter

se opponere possit. Proindè ubi talium affectionum naturam, quantùm scilicet vires corporis superant, cognoverit; simulque & si quid divini in morbis inest; hujus quoque providentiam ediscere oportet. Hac enim ratione, meritò sibi admirationem, & boni Medici existimationem conciliaverit. Qui namque morbo superiores esse possunt, eos utique longè rectiùs conservaverit, ex longo antea intervallo ad singula consilium dirigens; tum etiam morituros, ubi prænoverit, & prædixerit, extra culpam, positus erit. *Prænot.* 1.

2. Atque hæc scribo de morbis acutis & de his qui ab his oriuntur. *Ibid.* 153.

3. Qui verò superfuturos ex morbo, & morituros, eosque quibus pluribus diebus, & quibus paucioribus perseverabit morbus, rectè prænoscere volet, is intelligentiâ comprehensam omnium signorum doctrinam, æstimare debet, & eorum vires inter se collatas ratione expendere, velut scriptum est, *Ibid.* 154.

4. Quin etiam morborum semper vulgariter grassantium impetum, & tempestatis conditionem, cito animo concipere oportet. *Ibid.* 155.

5. Atqui quod ad proprias cujusque rei notas, & reliqua signa attinet, probè nosse, minimèque ignorare convenit, quod quovis anno, & quovis anni tempore, mala malum, & bona bonum denunciant. Quandoquidem & in Lybiâ, & in Delo, & in Scythiâ prædicta signa vera esse comprobantur. *Ibid.* 156.

6. Neque verò eſt, quod ulliûs morbi nomen, quod hic adſcriptum non ſit, deſideres. Omnes etenim, qui prædictis temporibus judicantur, ex iiſdem ſignis cognoſces. *Ibid.* 158.

7. Morborum acutorum prædictiones non omnino certæ ſunt nec vitæ nec interitûs. *Aph. II.* 19.

8. Quod ſi quis me audiat, is quàm prudentiſſimè, & conſultiſſimè tum in cæterâ arte, tum in prædictis hujuſmodi, ſe geret, probè intelligens, qui prædictionis ſucceſſum conſecutus ſit, apud prudentem ægrum admirationi fore, qui verò deerraverit, præterquàm quod odio gravabitur, eum ne inſaniæ quidem ſuſpicionem effugere poſſe. *Prædict. Lib. II.* 6.

Ex Decubitu.

9. At ægrum à Medico in latus dextrum, aut ſiniſtrum recumbentem deprehendi oportet, manibuſque & cervice, ac cruribus paulùm reductis, totoque corpore molliter poſito. Hic enim ferè ſani jacentis eſt decubitus. Is autem habetur optimus, qui benevalentium ſimilis eſt. *Prænot.* 8.

10. Supinum verò jacere, manibus, cervice, & cruribus porrectis minus bonum. *Ibid.* 9.

11. Quod ſi pronus ad pedes de lecto delabatur, magis formidandum. *Ibid.* 10.

12. Ubi verò pedes nudos, neque admodum calidos habere comperietur, & manus, cervicem, &

& crura inæqualiter dispersa, & nuda, malum: Anxietatem enim indicat. *Ibid.* 11.

13. Tritæophyæ febres cum jactatione, malignæ. *Coac.* 33.

14. In acutis exudantes tenuiter & anxii, malum. *Ibid.* 53.

15. Qui abs re nec ullâ exhausti ratione languent, malum. *Ibid.* 54.

Ex Facie.

16. In morbis autem acutis, in primis quidem ægroti facies sic in considerationem adhibenda, sit ne benevalentium, præcipuèque sui ipsius similis. Ita enim optima existimanda. Quæ verò ab eâ plurimùm recedit, gravissimum periculum portendit: qualis fuerit nasus acutus, oculi concavi, collapsa tempora, aures frigidæ & contractæ imisque suis fibris inversæ, cutis circa frontem dura, intenta & resiccata, & totius faciei color ex viridi pallescens, aut etiam niger, aut lividus, aut plumbeus. *Prænot.* 2.

17. Itaque si per initia morbi, ejusmodi facies fuerit, neque adhuc ex aliis signis conjicere potueris; interrogare convenit, num æger vigilaverit, aut alvus admodùm liquida fuerit, aut eum inedia aliqua oppresserit. Quod si quid horum fateatur, minus formidandum esse existimandum. Dijudicantur autem ista, die ac nocte, si ex his causis ejusmodi facies fuerit. At si nihil horum

præceſſiſſe dixerit, neque intra dictum tempus ad priſtinum ſtatum redierit, in propinquò mortem eſſe ſciendum eſt. Si verò vetuſtiore jam morbo, aut triduo, aut quatriduo, talis facies extiterit, inquirenda ea ſunt, de quibus antea præcepi. *Ibid.* 3.

18. Et reliqua ſigna, tum ex universâ facie, tum ex corpore & oculis, in conſiderationem adhibenda. Si namque lucem refugiunt, aut illachrymant præter voluntatem; aut pervertuntur, aut alter ex iis minor fit; aut quæ in iis albà eſſe debent, rubeſcunt; aut in iiſdem venulæ liveſcunt, aut nigricant; aut lippientium oculorum ſordes, circa eorum aciem appareant; aut etiam aſſiduè mobiles, aut tumidi, aut vehementer cavi fuerint; aut eorum aſpectus ſqualidus, & minimè lucidus; aut totius faciei color immutatus: hæc omnia mala, perniciosaque exiſtimanda. *Ibid.* 4.

19. Quin etiam per ſomnum, an ex oculis aliquid ſubappareat, ſpectare oportet. Ubi namque non commiſſis palpebris, ex albo quid ſubapparet: id ſi neque alvi profluvium, neque medicamentum purgans expreſſit, neque ita dormire conſueverit æger, pravum eſt indicium, & lethale admodum. *Ibid.* 5.

20. Quod ſi pervertatur aut corrugetur palpebra, aut liveſcat, aut palleſcat, itemque labrum, aut naſus, cum alio aliquo ſigno, mortem in propinquo eſſe ſciendum eſt. *Ibid.* 6. Ubi livores in febre fiunt, propè affore mors ſignificatur. *Coac.* 66.

21. Lethale quoque, labra resoluta, pendentia, frigida, & exalbida esse. *Praenot.* 7.

22. Quibus jam morbo fractis videndi facultas audiendique perit, aut etiam labiorum, palpebrarum, vel narium perversio cernitur, mors instat. *Coac.* 72. *eadem ferè Aph. IV.* 49. *VII.* 73.

Ex Hypochondriis.

23. Hypochondrium optimum quidem, quod dolore vacat molle est & æquale, tum dextrâ, tum sinistrâ parte. *Præn.* 29.

24. Quibus hypochondria elevata, murmurantia: dolore lumborum superveniente, his alvi humectantur: nisi flatus eruperint, aut urinæ copia prodierit. *Aph. IV.* 73.

25. In febribus alvo inflatâ, si flatus liberum exitum non habeat, malum. *Coac.* 44.

26. Inflammatum verò, aut dolens, aut intentum, aut inæqualiter affectum, dextrâ parte ad sinistram, hæc omnia animadvertere oportet. *Præn.* 30.

27 Quod si etiam pulsus insit in hypochondrio; perturbationem aut delirium indicat: verum etiam eorum oculos intueri oportet. Si namque crebro moveantur, insania expectanda est. *Ibid.* 31.

28. Ex hypochondriorum dolore febres malignæ, quod si & sopor accesserit pessimum. *Coac.* 31.

29. In febribus acutis convulsiones, & circa vis-

cera dolores vehementes, malum. *Aph. IV. 66.*

30. Ex dolore ventris crudeli caufus lethalis. *Coac.* 130.

31. Tumor autem in hypochondrio durus & dolens peffimus quidem, ubi totum occupat hypochondrium. Sin verò alteram partem, minore cum periculo finiftram. *Præn.* 32.

32. Hujufmodi autem tumores, circa principia quidem mortem brevi affore indicant. Quod fi neque intra vigefimum diem febris quiefcat, neque tumor fubfidat, ad fuppurationem res vertitur. *Ibid.* 33.

33. His autem primo circuitu etiam fanguinis è naribus fluxus contingit, valdèque juvat. Verum eos interrogare oportet, num capite doleant, aut obtufam oculorum aciem fentiant. Quod fi quid ex his accidat, eo rem tendere fciendum. In junioribus tamen neque dum trigefimum quintum annum attingentibus, fanguinis eruptio magis expectanda eft. *Ibid.* 34.

34. Molles autem tumores & doloris expertes, digitifque cedentes, longiores judicationes faciunt, illifque minus graves funt. Quod fi intra dies fexaginta, neque febris ceffet, neque tumor fubfidat, fore fuppurationem hoc loco, & reliquo ventre eodem modo fignificat. *Ibid.* 35.

35. Alvi durities cum dolore conjunctâ & cibi faftidio, fi alvo parcè ductâ non expurgetur, in fuppuratum vertetur. *Coac.* 303.

36. Itaque tumores dolentes, duri & magni, periculum mortis intra paucos dies affore significant: molles verò & minimè dolentes, quique digito pressi cedunt, illis diuturniores esse solent. *Præn.* 36.

37. Minus verò abscedunt qui in ventre oriuntur tumores, minimè verò qui infra umbilicum; sed ex superioribus locis, sanguinis eruptio maximè expectanda est. *Ibid.* 37.

38. Longorum verò omnium in his regionibus tumorum, suppurationes in considerationem adhibendæ. Suppurationum autem quæ indè proveniunt, ea observatio facienda est. Quæ quidem foras vertuntur, optimæ sunt, ubi parvæ sunt, & quam maximè foras feruntur, & in acutum tendunt. *Ibid.* 38.

39. Pessimæ verò quæ magnæ sunt, & latæ, minimèque in mucronem attolluntur. *Ibid.* 39.

40. At quæ intro rumpuntur, optimæ, ubi nihil cum externâ sede communicant, in sese contrahuntur, nullo dolore afficiunt, totaque regio externa unius coloris apparet. *Ibid.* 40.

41. Hypochondriorum verò dolores, & tumores recentes quidem, & sine inflammatione, murmur solvit in hypochondrio exortum, idque potissimum, si cum stercore urinâ & flatu prodierit. Alioqui ubi ipsum per se transmissum fuerit, juvat; idque magis si ad inferiores sedes descenderit. *Ibid.* 69.

42. Flatum autem sine sonitu quidem ac crepitu

exire, optimum. Præſtat tamen cum ſtrepitu prodire, quam iſthic revolvi. At qui eo modò prodit, ægrum aliquo dolore vexari, aut delirare indicat, niſi æger ſuâ ſponte hoc modò ſtatum emiſerit. *Ibid.* 68.

43. Hydropes verò qui ex acutis morbis oriuntur, omnes mali. Nam neque febre liberant, vehementes dolores excitant, & lethales ſunt. *Ibid.* [illegible]

44. In febribus circa ventrem æſtus vehemens, & oris ventriculi dolor, malum. *Aph. IV.* 65.

45. A cardialagiâ cum torminibus ventris feræ prorumpunt. *Coact.* 285.

Ex Reſpiratione.

46. Facilè autem ſpirare, valdè magnum ad ſalutem momentum exiſtimandum, cum in omnibus morbis acutis, quibus febris conjuncta eſt, tum in his, qui intra dies quadraginta judicantur. *Præn.* 21.

47. Spiritus frequens dolorem, aut inflammationem, in locis ſepto tranſverſo ſuperioribus, indicat. *Ibid.* 18.

48. Qui verò magnus inſpiratur, & ex magno intervallo, delirium. *Ibid.* 19.

49. At frigidus ex naribus, & ore expiratus, exitialis admodùm jam eſt. *Ibid.* 20.

50. Lethalis etiam eſt æſtuoſus & fuliginoſus: minùs tamen quàm frigidus. Spiritus verò magnus foras efflatus intro parvus, & contra foras parvus

intro magnus, peſſimus eſt, & morti proximus. Quin etiam tardus, velox, obſcurus, duplex intro revocatus; qualis cernitur in iis qui ſuper inſpirant. *Coac.* 260.

51. In febribus, ſpiritus offendens, malum. Convulſionem enim ſignificat. *Aph. IV.* 68. *idem. coac.* 277.

52. In acutis affectionibus, quæ cum febre fiunt luctuoſæ reſpirationes, malum. *Aph. VI.* 54.

53. Quod ſi dum morbus viget ægrotus velit reſidere hoc in omnibus acutis malum, in pulmoniis verò peſſimum. *Præn.* 14.

54. Si febre detento, tumore non exiſtente in faucibus, ſuffocatio de repente contingat, lethale eſt. *Aph. IV.* 34.

55. Capitis dolores vehementes, ac continentes cum febre, aliquo quidem ex ſignis lethalibus accedente, admodùm exitiales. Quod ſi ſine ſignis ejuſmodi, dolor vigeſimum diem ſuperet, & febris detineat, ſanguinis ex naribus eruptionem, aut alium quemdam abſceſſum ad inferiores ſedes expectare oportet. Verum quoad dolor recens fuerit, eodem modò ſanguinis ex naribus eruptionem, aut ſuppurationem expectare convenit, cum aliàs, tum ſi dolor circa tempora & frontem affuerit. At ſanguinis eruptio magis expectanda venit in his, qui nundum quintum & trigeſimum annum attigerunt. In ſenioribus verò ſuppuratio. *Prænot.* 129.

56. Caput dolenti, & vehementer laboranti, pus

aut aqua, aut ſanguis per nares, os, aut aures effluens, morbum ſolvit. *Aph. VI.* 10.

Ex Delirio.

57. In quovis morbo valere ratione, & rectè ſe ad ea quæ offeruntur habere, bonum. Contrarium verò, malum. *Aph. II.* 33.

58. In acutis rectus oculorum intuitus ac motûs pernicitas, ſomnus turbulentus, pervigilium, interdumque ſanguinis è naribus ſtillatio, nihil boni denunciant. *Coac.* 227.

59. In febribus ardentibus aurium tinnitus, visûs hebetudo, narium gravitas, in delirium præcipitant, niſi ſanguis è naribus proruperit. *Ibid.* 131.

60. Facere aliquid præter conſuetudinem, velut inſtituere, velleque ea quæ priùs non conſueverat, aut contrarium iis quæ fuerant conſueta, malum & dementiæ proximum. *Coac.* 47.

61. Screatio frequens, ſi quod aliud ſignum acceſſerit phrenitidis nuncia. *Ibid.* 244.

62. In cephalagiâ, vomitus æruginoſi, cum ſurditate, & ſomni vacuitate, inſaniam brevi denunciant. *Ibid.* 169.

63. Quibus pellucidæ & albæ ſunt urinæ, malum. Maximè verò tales in phreneticis apparent. *Aph. IV.* 72.

64. In ventrem jacere ei qui per bonam valetudinem ita dormire minimè conſuevit, delirium, aut partium circa ventrem dolorem arguit. *Præn.* 13.

65.

65. Ab homine moderato ferox reſponſio, & vox acuta, malum portendunt. *Coac.* 51.

66. Flatum abſque ſono & ſtrepitu trajici per inferiora, optimum. Meliùs autem fuerit ipſum cum ſono tranſire quàm ſurſum revolvi: quamvis ita trajectus denunciet indè vexari hominem, aut delirare; niſi prudens ac ſciens talem flatûs exitum moliatur. *Præn.* 68.

67. Deliria quæ cum riſu fiunt, tutiora. Quæ vero ſtudio adhibito, periculoſiora. *Aph. VI.* 53.

68. Quicumque ſupra quadraginta annos phrenetici fiunt, non ita valdè ſani evadunt. Minus enim periclitantur quorum naturæ & ætati morbus magis affinis fuerit. *Ibid. VIII.* 91.

69. Ubi delirium ſomnus ſedaverit, bonum. *Aph. II.* 2.

70. Phrænetici parum bibunt, ex levi ſtrepitu facilè irritantur, tremuli ſunt, & facilè convelluntur. *Coac.* 96.

71. Contremiſcere ſimul ac ſtultè palpare manibus, phreneticum. *Coac.* 76.

72. De manuum motione ita cenſeo: in febribus acutis, aut pulmonum inflammationibus, aut phrenitide, aut capitis doloribus, quibus ante faciem feruntur, & aliquid fruſtrà venantur, & feſtucas colligunt, aut floccos à veſtibus evellunt, & ex pariete paleas carpunt; ex his omnibus malum & mortem portendi. *Præn.* 17.

73. Qui cum ſilentio, nec tamen aphoni, à poteſtate mentis exeunt; lethale. *Coac.* 65.

74. Quæ circa res neceſſarias verſantur deliria, peſſima : indèque ſi ingraveſcant mortifera. *Coac.* 98.

75. Qui ad manum exiliunt, malo ſunt loco. *Coac.* 59.

76. Cervicis dolor cum in omni febre terrificus, tum verò mortiferus iis qui ſunt in metu inſaniæ. *Ibid.* 273.

77. Quibus jam deſperatis levis tremor incidit & æruginoſa vomitio, mors propè eſt. *Ibid.* 62.

78. Egregie phreniticorum tremores citam mortem denunciant. *Ibid.* 97.

79. Dentium colliſio aut ſtridor præter conſuetudinem à teneris contractam, inſaniam, ac mortem denunciant. Quod ſi jam deliranti id accidat, prorſus lethale. Quin & dentes reſiccari perniciem denotat. *Ibid.* 235.

80. Deliria cum fixâ virium exolutione, funeſta. *Ibid.* 100.

81. Crebræ in phreneticis cum perfrictione ſputationes nigrorum vomitionem prænunciant. *Ibid.* 102.

Oblivio inſenſibilitas.

82. A rigore familiares non agnoſcere, malum. Oblivio item mala. *Coac.* 6.

83. Qui aliquâ corporis parte dolentes, ferè do-

lorem non sentiunt; iis mens ægrotat. *Aph. II. 6.*

84. Omnino malum denunciat quæ in acutâ febre immeritò sitis extincta est. *Coac.* 58.

85. Exitiosa alvi dejectio quæ sensum ægri fallit, *Coac.* 631.

86. Perniciosa est urina quæ inscio ægro redditur. *Coac.* 580.

87. Quibuscumque in ægritudinibus oculi ex voluntate lacrymantur, bonum. Quibus verò citra voluntatem, malum. *Aph. IV.* 52. *VII.* 81.

Somnus vigilia.

88. Noctu dormiendum, vigilandum interdiù. *Præn.* 53. Pessimum verò si neque noctu dormiat, neque interdiù. Nam aut ob dolorem vigilia adest, aut delirii affuturi hæc est nota. *Ibid.* 56.

89. Quo in morbo somnus noxam affert lethale. Si verò somnus prosit, minimè lethale. *Aph. II.* 1.

90. In vigiliâ convulsio aut delirium, malum. *Aph. II.* 3. *VII.* 18.

Ex soporosis affectibus.

91. An sopor ubique malum. *Coac.* 178.

92. Apoplexia repente oborta solubilis, febri diuturnæ superveniens mortifera. *Ibid.* 480.

93. Si quis in febre fandi sit impotens: malo est loco. *Ibid.* 34.

94. Quæ cum exolutione soporosâ fiunt aphoniæ: lethales. *Ibid.* 250.

95. Vocis defectio unà cum virium exolutione, pessima. *Ibid.* 245.

96. Somni veternosi, unàque alsiosi, mortiferi. *Coac.* 181.

97. Parotides symptomaticæ pravæ paraplecticis. *Ibid.* 202.

98. Qui ex dolore fiunt aphoni, crudeliter moriuntur. *Ibid.* 249.

99. Qui dormiendo efflant, ac projectos artus aut etiam retractos ostendunt, conniventque oculis; malo sunt loco. *Coac.* 64.

100. Qui ex lethargo evadunt, magnâ ex parte suppurantur. *Ibid.* 140.

Ex affectionibus convulsivis.

101. Quæ cadunt in hystericas sine febre convulsiones, faciles. *Coac.* 349.

102. Quibus oculi scintillant valde intenti, nec sunt apud se, & convelluntur. *Ibid.* 351.

103. Puerulis convulsiones incidunt, si febris acuta fuerit, alvus clausa, somni sint expertes, & terreantur & ejularint, tum etiam si colorem mutent, ac pallido, vel livido, aut etiam rubro suffundantur. Hæ (convulsiones) facilè incidunt puerulis nuper natis, ad septimum ætatis annum. At grandiores pueri, & viri non adeò per febres convulsionibus prehenduntur, nisi vehementissimum ac pessimum aliquod signum ex his quæ in phrenetide fieri solent affuerit. *Præn.* 151, 152. Eadem ferè. *Coac.* 109.

104. Febrem convulſioni ſupervenire ſatiùs eſt, quam febri convulſionem. *Aph. II.* 26.

105. Spaſmo aut tetano vexato febris ſi acceſſerit, morbum ſolvit. *Aph. IV.* 57.

106. Convulſionem & nervorum diſtentionem ſuperveniens febris ſolvit. *Coac.* 354.

107. Convulſio febri ſuperveniens funeſta: minimum verò puerulis. *Ibid.* 356.

108. Qui ſeptem annis provectiores ſunt, convulſione non tentantur in febre. Sin autem deſperati *Ibid.* 357.

109. Si febre detento collum repentè obverſum fuerit, & vix deglutire potuerit, tumore non exiſtente in faucibus; lethale. *Aph. IV.* 35.

110. Convulſiones cum febre acutâ, funeſtæ. *Coac.* 269.

111. Cum opiſtothono rigor necat. *Coac.* 23.

112. Fauces valdè dolentes & æquales cum jactatione, crudeliter & citò mortiferæ. *Coac.* 265.

113. Faucium dolor prægrandis parotides & convulſiones facit, atque cervicis & dorſi dolores. *Coac.* 268.

114. Cervicis duritas & dolor prægrandis, maxillarum item connexio, venarum jugularium pulſus fortis, unàque tendinum contentio; hæc ſunt mortifera. *Ibid.* 261.

115. Dentium colliſio aut ſtridor præter conſuetudinem. *Vid. ſupra* 79.

116. Convulſio ab elleboro lethalis. *Aph. V.* 1.

117. Convulſio vulneri ſuperveniens, lethalis. *Ibid.* 2.

118. A copioſo ſanguinis fluxu ſingultus aut convulſio, malum. *Ibid.* 3.

119. A purgatione immodicâ convulſio aut ſingultus, malum. *Ibid.* 4.

120. In fluxu muliebri convulſio & animi deliquium ſi accedat, malum. *Ibid.* 56.

121. A vomitu ſingultus & oculi rubicundi malum. *Aph. VII.* 3.

122. Inflammationi hepatis, ſingultus ſi ſupervenerit, malum. *Ibid.* 17.

123. Qui tetano corripiuntur intra quatuor dies intereunt, ſi verò hos effugerint ſani evadunt. *Aph. V.* 6.

Ex Surditate.

124. In acutis obſurdeſcere, furioſum. *Coac.* 196.

125. In acutis & turbulentis morbis obveniens ſurditas, malum. *Ibid.* 190.

126. Gravi ſurditate tentati, dum aliquid prehendunt tremuli, linguæ reſolutione, ac torpore affecti, malè habere judicantur. *Coac.* 197.

Solutiones morborum acutorum ſpontaneæ.

127. At verò morbi acuti, judicantur ſanguine è naribus tempeſtivâ criſi prorumpente, ſudore item multo, atque purulentâ urinâ & vitreâ, laudabili preditâ hypoſtaſi, quæ cumulatim funditur, tum

abſceſſu etiam memorabili, nec non mucosâ & cruentâ alvo repentè citatâ, poſtremò vomitionibus minimè malis in criſi. *Coac.* 150.

Ex Vomitu.

128. Si quis in febre non lethali dixerit ſibi caput dolere, aut oculorum aciem caligine quâdam perſtringi, & ſtomachi dolor acceſſerit, tum vomitio aderit. Si verò etiam rigor acceſſerit, & inferiores hypochondrii partes frigidas habuerit, adhùc citiùs evomet. *Præn.* 144.

129. Qui vomituri ſunt, priùs illi ſalivant. *Coac.* 566.

130. Si cui (febricitanti) inquietudines, cordis morſus, & crebra ſputatio : in procinctu vomitio eſt. *Ibid.* 142.

131. Vomitus per quam utilis eſt qui pituitâ & bile permixtus eſt, nec admodum craſſus, nec multus. Nam meraciores pejores ſunt. Sin autem id quod vomitione excluditur, aut porraceum ſit, aut lividum, aut nigrum; quamcumque horum colorum ſpeciem referat, in pravis habere oportet. Quod ſi omnes illos colores idem homo vomitione exhibeat : valdè quidem id lethale eſt. Sed mortem in propinquo eſſe ſignificat lividus ille vomitus qui tetrum odorem ſpirat. Nam omnes ſub putridi & graveolentes odores in iis omnibus quæ vomitu rejiciuntur, mali ſunt. *Præn.* 81, 82, 83, 84, 85.

132. Morbis quibus vis incipientibus, si atrabilis suprà infràve exierit lethale. *Aph. IV.* 22.

133. Bilis vomitus vulneri succedens, malum denunciat, præcipuèque in capitis vulneribus. *Coac.* 507.

134. Qui cum anxietate citra vomitum exacerbantur, malum. Tum quos lacessit nausea sine vomitu. *Coac.* 557.

135. Vomitiones exiguæ, biliosæ, malum: tum præcipuè si pervigilio conflictentur ægri. *Ibid.* 558.

136. In meris vomitionibus lethalis singultus, item convulsio. Similiter & in purgationum excessu quem inferunt medicamenta. *Ibid.* 565.

Ex alvi dejectione.

137. Alvi dejectio optima, si mollis est & consistat, eoque tempore quo per sanitatem dejici solet: copiâ verò ciborum ingestorum rationi responderit. Talis enim exitus inferiorem alvum benè valere declarat. *Præn.* 57.

138. Quod si liquida fuerit consentaneum est ipsam neque stridere, neque paucum & crebro excerni. Frequens enim desidendi labor ægrum fatigat, eique vigilias adfert. *Ibid.* 58.

139. Quod si affatìm & sæpè dejicit, periculum est ne in animi deliquium incidat. *Ibid.* 59.

140. Crassiorem fieri dejectionem oportet, morbo ad crisim properante. *Ibid.* 61.

141.

141. Sit etiam ſubrufa, nec admodùm graveolens. *Ibid.*

142. Expedit etiam lumbricos teretes unà cum excrementis alvi deſcendere, morbo ad criſim properante. *Ibid.* 62.

143. Valdè aquoſa, aut alba, aut pallida, aut prærubra, aut ſpumans, calamitoſa. *Ibid.* 64.

144. Mala etiam quæ exigua, glutinoſa, ſubflava & æqualis exiſtit. *Ibid.* 65.

145. His verò magis funeſta quæ nigra, aut pinguis, aut livida, aut æruginoſa, aut graveolens. *Ibid.* 66.

146. Qui nigra egerunt, frigidum illi exudant. *Coac.* 618.

147. Dejectiones variæ majorem quam illæ diuturnitatis ſpem afferunt, ſed tamen non minus ſunt funeſtæ : hujuſmodi ſunt ſtrigmentoſæ bilioſæ, cruentæ, porraceæ, & nigræ, ſive ſecedant ſimul, ſive aliæ poſt alias. *Præn.* 67.

148. In febre ardente ſi alvus profuſe feratur, mortiferum. *Coac.* 129.

149. Liquida frequenſque dejectio, ſive multa, ſive pauca, malum; hæc enim vigilias, illa etiam virium exolutionem parit. *Coac.* 609.

150. Dyſenteria, ſi ab atrabile inceperit, lethalis. *Aph. IV.* 24.

151. Si à dyſenteriâ occupato veluti carnes ſubierint, lethale, *Ibid.* 26.

152. Sanguinem ſuperne quidem ferri qualiſcum-

que ſit, malum : inferne verò niger ſi dejiciatur, bonum. *Ibid.* 25.

153. Sanguis ſincerus alvo per ſeceſſum rejectus, malo eſt: præſertìm ſi dolor aliquis àdſit. *Coac.* 605.

154. A ſuppreſſione alvi, meteoriſmus hypochondriorum gravis : maximè verò iis qui ab inveteratione tabeſcunt, & quibus alvi profusè ferebantur. *Coac.* 301.

155. In iis qui longo tempore conſumpti ſunt, temeraria alvi exolutio unà cum vocis defectione & tremore, lethalis. *Ibid.* 634.

Ex Urinis.

156. Urina optima eſt, ubi & alba hypoſtaſis & lævis & æqualis per omne tempus, quoad morbus judicatus fuerit. Talis enim ad ſecuritatem & brevitatem morbi præclare apparet. *Præn.* 70.

157. Urina in febre quæ albam & lævem habet hypoſtaſim, atque conſtantem, citam illius dimiſſionem oſtendit. *Coac.* 575.

158. Quibus urina cito hypoſtaſim habet, celeriter illi judicantur. *Ibid.* 598.

159. Sin talis ſit urinæ intermiſſio quædam, ut modò pura reddatur, modo hypoſtaſis alba & lævis ſubſidat ; diuturnior quidem eſt morbus, & minus res ægri in tuto ſunt. *Præn.* 71.

160. Sin ſubrubra reddatur urina cum hypoſtaſi lævi & æquali, diuturnioris quidem morbi ea erit

quam illa jam memorata, sed admodùm salutaris. *Ibid.* 72.

161. Quæ in urinis farinæ crassioris speciem hypostases referunt, pravæ; his multo pejores sunt lamineæ; albæ verò & tenues admodùm sunt perniciosæ; sed his omnibus magis funestæ sunt furfuraceæ. *Ibid.* 73.

162. At verò nebulæ in urinis, albæ quidem & versus fundum utiles. Rubræ autem & nigræ, item lividæ, difficiles. *Coac.* 577.

163. Quandiu autem fuerit urina rubra & tenuis, morbum adhuc pepasmi expertem significat. Quod si diu talis reddatur, periculum est ne vires ægri valere non possint donec urina mitificata fuerit. *Præn.* 75.

164. Inter urinas funestissimæ sunt graveolentes, aqueæ, nigræ, & crassæ. *Ibid.* 76.

165. Sed tum viris, tum mulieribus nigræ pessimæ; pueris verò aqueæ. *Ibid.* 77.

166. Pestifera est ea quæ & hypostasim habet nigram, & ipsa quoque nigra est. *Coac.* 580.

167. Aquosa verò & alba, in diuturnis morbis perseverans, difficilem & non securam judicationem facit. *Coac.* 576.

168. Urinæ derepente præter rationem parum concoctæ, vitiosæ sunt. Atque omnino quidquid præter rationem coctum est in acuto, malum. *Coac.* 579.

169. Peripneumonicis perniciosa est quæ initio

coctionem exibet, verum post quartum diem tenuis evadit. *Coac.* 580.

170. Pleuriticis urina cruenta, obscura cum variâ hypostasi & indiscretâ, ut plurimum intra dies quatuordecim mortem affert. Sed illud confestim mortiferum est in pleuriticis, urinam reddi porraceam cum nigrâ hypostasi aut surfuraceâ. *Coac.* 581.

Ex Sudore.

171. Sudores optimi quidem per omnes morbos acutos, qui diebus judicatoriis contingunt, & penitùs febre liberant. *Præn.* 22.

172. Boni verò quicumque toto corpore oriuntur, faciuntque ut æger morbum faciliùs ferre videatur. *Ibid.* 23.

173. At qui nihil tale efficiunt, minimè sunt utiles. *Ibid.*

174. Pessimi autem frigidi, quique circa caput tantummodò, faciem & cervicem exoriuntur. Ii namque cum acutâ febre mortem, cum mitiore verò morbi longitudinem prænuntiant. *Ibid.* 24.

175. Similiter & qui in toto corpore eodem quo & in capite modo proveniunt. *Ibid.* 25.

176. Qui verò milii formam referunt, & circa cervicem, tantùm oboriuntur, pravi. *Ibid.* 26.

177. Sudores boni sunt qui guttatìm, & cum exhalatione fiunt. *Ibid.* 27.

178. Causus rigore accedente solvitur. *Coac.* 135.

179. In acutis exudantes tenuiter & anxii, malum. *Coac.* 53.

Ex narium hemorrhagiâ.

180. At verò quibus in febre continuâ caput dolet, & suffusionis caliginosæ loco hebescunt oculi, aut etiam ignes micant ex oculis, & cardialagiæ loco, dextrà aut sinistrâ hypochondriorum parte distentio quædam percipitur, doloris & inflammationis expers, his narium profluvium vomitionis loco jamjam adfuturum spes est. Sed juvenibus potiùs illud expectandum est. Iis verò qui trigesimum annum attigerint, & senioribus, minùs. *Præn.* 149.

181. Si cui febricitanti rubor in facie luceat, unàque capitis dolor prægrandis, & venarum emicet pulsus; ferè profluvium sanguinis è naribus indè venit. *Coac.* 142.

182. Qui dolore capitis gravi ad sinciput affliguntur, somni expertes, sanguinem profundunt è naribus, præsertìm si quid in cervice contendatur. *Coac.* 168.

183. Per exigua stillicidia, malum. *Coac.* 57.

184. A sanguinis fluxu, delirium, aut etiam convulsio, malum. *Aph. VII.* 9.

185. Morbus regius si antè diem septimum accesserit, malum significat; septimo autem, nono, undecimo, ac decimo quarto, judicationem affert. Dum hypochondrium non induret. Si secus contingat, res in dubium vertitur. *Coac.* 121.

Ex Parotidibus.

186. Inter acutos parotides potissimum in causis assurgunt, ac tum si febrem lege criticâ non expellant, nec ipsæ coquantur, nec sanguis fundatur è naribus, nec verò urinæ excipiant crassam hypostasim, moriuntur. Sed abscessus ejusmodi non rarò antè residunt. *Coac.* 207.

187. Sed & tum febres considerare oportet num ingravescant, an verò mitescant: atque ita pronunciare. *Ibid.*

188. Quæ dolenter ad aurem assurgunt, pestifera. *Coac.* 199.

189. Si cui ex febre ardente venit parotis quæ purulenta non fiat, haud facilè superstes evadit. *Coac.* 138.

190. Ex glandularum tumoribus febres omnes malæ sunt, exceptis diariis. *Aph. IV.* 55.

191. Qui per febres lassitudinem sentiunt, iis ad articulos & juxta maxillas potissimùm abscessus fiunt. *Aph. IV.* 31.

192. Quibus sub judicationis tempus juxta aures exorta tubercula minimè suppurant, iis subsidentibus, morbi reversionem fieri contingit. *Lib. de hum.* 77.

Abscessûs prævisio.

193. Quos febres longæ exercent, iis vel tubercula ad articulos, vel dolores fiunt. *Aph. IV.* 44.

194. In longâ febre, salutariter tamen affecto

ægro ; ſi neque ob inflammationem aliquam , nec ob ullam aliam evidentem occaſionem dolor detinet ; in hoc abſceſſus cum tumore , aut dolore ad articulum aliquem expectandus , maximèque in inferioribus locis. Hujuſmodi abſceſſus magis contingere ſolent & breviori tempore iis qui trigeſimum annum nondum attigerunt. Minimè ſenioribus. *Præn.* 139.

195. Attendendum verò ſtatim ad abſceſsûs ſigna, ſi viginti dies febris detinens ſuperat. Hujuſmodi autem abſceſſus expectandus , ubi febris continua eſt. *Ibid.* 140.

196. In quartanam verò firmari debere,ubi intermiſerit , & errabundum in modum prehenderit , & ita ad autumnum deducatur. *Ibid.* 141.

197. Quibus ſpes eſt abſceſſum fore ad articulos , eos abſceſſu liberat urina multa , & craſſa , & alba. . . . Si verò etiam ſanguis è naribus prorupe-rit , brevi admodùm ſolvit. *Aph. IV.* 74.

198. Febricitantium non omninò leviter , permanere , & nihil minui corpus , aut etiam magis quàm pro ratione colliquari , malum. Illud enim morbi longitudinem , hoc verò debilitatem ſignificat. *Aph. II.* 28.

Ex Metaſtaſi.

199. Eriſipelas in anginâ intùs foras converti utile , at foris intùs , mortiferum. Intùs verò convertitur , cum rubore evaneſcente pectus gravatur , ac difficiliùs ſpirat æger. *Coac.* 366.

200. Lumborum & inferiorum partium dolores qui cum febre affligunt, si iis relictis, septum transversum invadant, exitiales admodùm sunt. Adhibere igitur animum oportet cæteris signis, ut si quod aliorum signorum pravum appareat, omni spe destituatur homo. *Præn.* 118.

201. Si verò irruente ad septum transversum morbo, non alia prava signa superveniant: suppuratum hunc fore multa spes sit. *Ibid.* 120.

202. Anginâ detento tumorem fieri in collo bonum. Foras enim morbus vertitur. *Aph. VI.* 37.

203. Quibus in febris assiduitate pustulæ toto corpore suboriuntur, mortiferum illud est, nisi purulento abscessu, qui hic potissimùm ad aures erumpit, periculo defungantur. *Coac* 114.

Ex Livedine & Gangrænâ.

204. Livedines in febre mortem proximam denunciant. *Coac.* 66.

205. Præter gravitatem (corporis) si ungues & digiti livescant, mors confestim expectanda est. *Præn.* 50.

206. At omnino nigri, tum digiti, tum pedes, minùs quàm liventes, periculosi sunt. Sed alia etiam signa consideranda. Si enim facilè malum ferre videatur, & aliud quoddam ex salubribus signis adfuerit, morbus ad abscessum vergit: ita ut æger morbo quidem superesse, & partes corporis denigratæ decidere debeant. *Ibid.* 51.

Ex

Ex Cute.

207. Caput manus & pedes frigere, ventre & lateribus calentibus, malum denunciat. *Præn.* 46.

208. At corpus totum æqualiter calidum esse ac molle, optimum. *Ibid.* 47.

209. In acutis frigiditas extremarum partium, malum. *Aph. VII.* 1.

210. Ex dolore forti partium circa ventrem, frigiditas extremarum partium, malum. *Aph. VII.* 26.

211. In acutâ febre exteriora perfrigerari, interiora verò sic uri ut sitìm faciant, malum. *Coac.* 115.

Coctionis signa.

212. Concoctiones celeritatem judicationis, & sanitatis securitatem ostendunt. *Epid.* 1.

213. Crassiorem fieri dejectionem oportet, morbo ad judicationem properante. *Præn.* 61.

214. Quibus septimâ die crisis contingit, iis urina rubram die quartâ nubeculam habet, aliaque pro ratione. *Aph. IV.* 71.

215. Quibus in urinis citò aliquid subsidet, hi brevi judicantur. *Coac.* 598.

216. Oculorum claritas ac eorum album ex nigro aut livido clarum fieri, ad judicationem confert. Ac quo celeriùs clarescunt, eo celeriorem judicationem, at tardiùs, tardiorem significant. *Coac.* 217.

217. Judicatoria non judicantia, partìm lethalia sunt, partim difficilis judicationis. *Epid. lib.* 2, *sec.* 1.

218. Quæ in febribus frustra abscessûs spem faciunt, maligna. *Coac.* 145.

219. Iis quæ sine ratione levantur, non fidendum. Nec formidanda mala quæ præter rationem contingunt. Plurima enim horum incerta sunt; nec admodum perseverare, aut longo tempore durare consueverunt. *Aph. II.* 27.

220. Quæ cum pravis signis mitescunt, & quæ cum bonis non remittunt, molesta sunt & difficilia. *Coac.* 48.

Quibus præcipuè signis morbi acuti salutares, aut periculosi dignoscantur.

221. Qui ex morbo evasuri sunt, facilè spirant, dolore vacant, noctu dormiunt, aliaque securissima habent signa. *Præn.* 126.

222. At perituri difficultate spirandi vexantur, delirant, vigilant, cæteraque pessima habent signa. *Ibid.* 127.

223. Quæ ex dorsi dolore principia morborum ducuntur, difficilia. *Coac.* 309.

224. Delassatis in febribus, ad articulos, & circa maxillas maximè abscessus fiunt. *Aph. IV.* 31.

225. Convulsio in febre, manuum & pedum dolores maligni, maligna etiam doloris à femore sursum irruptio; nec à genuum dolore levatio ulla

ſperabilis. Quin & ſurarum dolores & mentis emotiones maligni. *Coac.* 30.

226. Delaſſati, caliginoſi, vigiles, comatoſi, æſtu incandeſcentes, malè habent. *Coac.* 35.

Convaleſcentia firma, aut inſtabilis.

227. Somni arctiores placidi, firmam criſim denunciant : tumultuoſi, laborioſi, inſtabilem. *Coac.* 151.

228. A morbo belle comedenti, nihil proficere corpus, malum. *Aph. II.* 31.

229. Quibus febres ceſſant, neque apparentibus ſolutionis ſignis, nec diebus judicatoriis; iis recidiva expectanda eſt. *Præn.* 138.

230. Qui diuturno defuncti morbo ex animi ſententiâ cibum capiunt, nec proficiunt, graviſſimè relabuntur. *Coac.* 127.

231. Morborum reverſionibus tentantur, quibus febre ſolutis vehementes vigiliæ, aut turbulenti ſomni, aut corporis robur ſolvitur, aut ſingulorum membrorum adſunt dolores; & quibus febres non accedentibus ſolutionis ſignis, neque diebus judicatoriis quieſcunt. *Lib. de criſib.*

232. Stomachi dolor & pulſus hypochondriorum, febre extinctâ, malum denunciant : idque cum aliàs, tum in ſudatiunculâ. *Coac.* 283.

233. Quæ longo tempore extenuantur corpora, lente reficere oportet, quæ verò brevi, celeriter. *Aph. II.* 7.

Circa morbos prægnantium & puerperarum.

234. Mulierem gravidam morbo quopiam acuto corripi, lethale. *Aph. V.* 30.

235. Mulieri utero gerenti, si alvus multùm fluxerit, periculum est ne abortiat. *Ibid.* 34.

236. Si prægnanti tenesmus supervenerit, abortum facit. *Aph. VII.* 27.

237. Quæcumque utero habentes febribus corripiuntur, & fortiter attenuantur sine manifestâ occasione, difficulter pariunt & periculosè, aut abortum facientes, periclitantur. *Aph. V.* 55.

238. Ante partum sub indè rigere, & citra dolorem parturire, periculosum. *Coac.* 538.

239. Uterinæ duritates in alvo admodùm dolorificæ, crudeliter atque citò perniciosæ. *Coac.* 528.

240. Quæ ex partu & abortu copiosa, celeriter, cum impetu feruntur, si subsistant, molestiam exhibent. His rigor inimicus, & alvi perturbatio, præcipuè verò si doleant hypochondrium. *Coac.* 516.

Crises.

241. Quibus crisis fit, his nox accessionem præcedens gravis, subsequens verò levior plerumque. *Aph. II.* 13.

Dies decretorii.

242. Febricitantem nisi diebus imparibus febris reliquerit, solet reverti. *Aph. IV.* 61.

243. Quibus in febribus quotidie rigores fiunt, quotidie solvuntur. *Ibid.* 63. Quæ paribus diebus exacerbantur, paribus judicantur. Quorum autem exacerbationes in imparibus fiunt, ea in imparibus judicantur. Est autem primus judicatorius, ex circuitibus diebus paribus judicantibus, quartus dies, deinde sextus, decimus, decimus-quartus, decimus-octavus, vigesimus; sed ex circuitibus verò in imparibus diebus judicantibus, primus est dies tertius, deinde quintus, septimus, nonus, undecimus, decimus-septimus, vigesimus-primus, vigesimus-septimus, trigesimus-primus. *Epid. lib.* 1. *sect.* 3.

244. Sudores febricitantibus boni sunt & judicatoris qui cæperint die 3, 5, 7, 9, 11, 14, 17, 21, 27, 31, 34. *Aph. IV.* 36.

245. Febres judicantur die 4, 7, 11, 14, 17, 21. *De dieb. decret.*

246. Septimi quartus index. Alterius septimanæ, octavus est initium. Notandus verò undecimus: is enim quartus est alterius septimanæ. Notandus rursùm decimus-septimus. Hic enim est quartus quidem à decimo-quarto, septimus verò ab undecimo. *Aph. II.* 24.

247. Febrium judicationes iisdem numerantur

diebus, quibus & evadunt, & moriuntur homines. Nam & mitissimæ, & quæ securissimis incedunt signis, die quarto, aut antè desinunt. Maximè verò malignæ, & quæ cum gravissimis signis fiunt, quarto vel priùs intersiciunt. Primus itaque earum insultus ad hunc modum desinit, secundus ad septimum, tertius ad undecimum, quartus ad decimum-quartum, quintus ad decimum-septimum, sextus ad vigesimum. *Præn.* 122.

248. Neque verò horum quicquam integris diebus numerari potest. *Ibid.* 123.

De Pleuritide & Peripneumoniâ.

249. Exercitata & densa corpora celeriùs à pleuritide & peripneumoniâ intereunt quam otio dedita. *Coac.* 398.

250. Pleuriticis dolores & alvum emolliri utile; sputa colorari, nullos in pectore strepitus fieri, urinam rectè procedere. Eorum contraria difficilia sunt, & sputum dulcescere. *Coac.* 386.

251. Lateris dolor, in sputo bilioso, qui immeritò vanuit, insaniam facit. *Ibid.* 418.

252. Duobus doloribus simul fientibus, non secundùm eundem locum, vehementior obscurat alterum. *Aph. II.* 46.

253. Quibus autem pleuriticis initio quidem dolores sunt mites, quintâ aut sextâ die ingravescunt: ferè ad duodecimum perveniunt, raroque servantur. *Coac.* 387.

254. Terrificæ ſunt pleuritides, in quibus dolorifica ſursùm ſunt mala. *Coac.* 381.

255. Spirationes quæ non niſi erectâ cervice ducuntur, dirum hydropem faciunt. *Ibid.* 424.

256. Siccæ pleuritides, & ſputi expertes graviſſimæ. *Coac.* 381.

257. At verò ſputum in pleuriticis ſi tertiâ die maturari, & expui cœperit, citas facit ſolutiones : ſi feriùs tardiores. *Ibib.* 385.

258. Expectoratum verò in omnibus morbis qui in pulmones & latera incidunt, citò & expeditè expectorari debet, ſputoque flavum valdè permixtum apparere. *Prog.* 86.

259. Etenim ſi multò poſt morbi principium expectoretur, aut flavum quid aut rufum, aut quod multam tuſſim afferat, nec exquiſite permixtum ſit : deterius eſt. *Ibid.* 87.

260. Flavum quippe ſi ſincerum fuerit, periculum ſubeſſe teſtatur. *Ibid.* 84.

261. Album autem, & viſcidum, & rotundum, inutile. *Ibid.* 89.

262. Malum quoque valdè viride, aut pallidum, aut ſpumans. *Ibid.* 90.

263. At ſi adeò ſincerum fuerit ut etiam nigrum appareat, id illis deterius eſt. *Ibid.* 91.

264. Malum quoque ubi nil expurgatur, nec ſe expedit pulmo, ſed propter multitudinem (ſputi) fervet in gutture. *Ibid.* 92.

265. At in omnibus pulmonis inflammationibus,

si inter initia morbi sputum excernitur flavum, non multò permixtum sanguine, salutare est, & confert admodùm. *Ibid.* 95.

266. Septimo verò die ac tardiùs, non adeò securum. *Prog.* 96.

267. Pleuritides graviores sunt quæ sine divulsionibus, quam quæ cùm divulsionibus contingunt. *Coac.* 382.

268. Admodùm autem sanguinolentum, aut quod statim ab initio livescit, perniciem præsefert. *Coac.* 390.

269. Mucosa autem & fuliginosa, tum celeriter colorantur, tum securiora sunt. *Coac. ibid.*

270. Pectora rubris maculis supersparsa, talibus (scilicet pleuriticis) mortem subesse testantur. *Coac.* 417.

271. Omnia autem sputa mala sunt quæ dolorem non sedant. Optima quæ sedant. *Præn.* 97, 98.

272. In morbo laterali, quibus circa initia in totum purulenta sunt sputa, ii tertiâ die moriuntur. Quos si superent, nec longè meliùs habuerint, septimo, aut nono, aut undecimo suppurati fiunt. *Coac.* 379.

273. A peripneumoniâ phrenitis, malum. *Aph. VII.* 12.

274. Qui pleuritide laborant, nisi intra dies 14, superne repurgentur, iis in empyema (id est in suppurationem) fit mali translatio. *Aph. V.* 8.

275. Horum verò locorum dolores qui neque per

per ſputorum purgationes, neque fæcum alvi dejectionem, neque venæſectionem, aut medicamenta purgantia & victûs rationem ſedantur: eos ad ſuppurationem tendere ſciendum eſt. *Præn.* 99.

276. Suppurationis autem initium fore ratione comprehendere oportet, ab eo die quo primùm æger febricitavit, aut etiam primùm rigor prehendit, & ſi pro dolore ſibi pondus ineſſe in eo loco qui dolore affligebatur, dixerit. Iſta namque circa ſuppurationum initia fieri ſolent. Ex hoc igitur tempore ſuppurationum ruptionem fore intrà prædicta tempora expectandum eſt. *Ibid.* 103.

277. Quibus morbo defunctis horrores crebro cientur, iis pro hæmorrhagiâ ſit empyema, id eſt ſuppuratio. *Coac.* 16.

278. Lateris dolor cum febre diuturnâ, pus eductum iri ſignificat. *Coac.* 421.

279. Qui perhorreſcunt crebro, ad ſuppurationem deveniunt. *Ibid.* 422.

280. Qui ex morbo laterali faſtidioſi fiunt, exudantes, cardialgici, cum facie rubicundâ & alvo liquidâ: iis ſuppurationes fiunt in pulmone. 423.

281. Quod ſi in altero tantùm latere ſuppuratio fuerit: tum vertere, tum ediſcere ad hæc convenit, num dolor aliquis alterum latus detineat, & num altero calidius fuerit, atque ubi in latus ſanum decubuerit, interrogare, ſi quod ei pondus deſuper impendere videatur. Sic enim altero latere in

quo pondus extiterit, ſuppuratio eſt. *Præn.* 104.

282. At purulentos omnes his ſignis dignoſcere oportet. Primùm quidem ſi febris non dimittit, verùm interdiù levior quidem, noctu verò major detinet. Et ſudores multis oboriuntur, tuſſeſque & tuſſiendi cupiditas ipſis ineſt, nihil tamen effatu dignum expuunt : oculique cavi redduntur, malæ ruborem contrahunt, & ungues quidem in manibus adunci fiunt, digiti verò, maximèque ſummi incaleſcunt, & in pedibus tumores fiunt, cibos minimè appetunt, & puſtulæ toto corpore oriuntur. *Præn.* 105.

283. Raucitas cum tuſſi & alvo liquidâ, pus educit. *Coac.* 414.

284. Diuturnæ igitur ſuppurationes his indicantur ſignis, quibus multa fides habenda eſt. Quæ verò breve habent ſpatium, ſic indicantur : ſi quid eorum appareant, quæ inter initia fiunt, ſimulque ſi etiam aliquanto difficiliùs ſpiret æger. *Præn.* 106.

285. Ex ſuppurationibus autem admodùm exitiales ſunt, quæ ſputo adhuc quidem bilioſo exiſtente ſuppurantur, ſive bilioſum illud ſeparatim, ſive unà cum pure expuatur. Idque potiſſimùm, ſi ab hujuſmodi ſputo ſuppuratio procedere cœperit, cum morbus ad diem ſeptimum pervenerit; qui verò talia ſpuit, ne decimo-quarto die moria-

tur metus eſt, niſi quid boni acceſſerit. *Ibid.* 100.

286. At in bonis quidem ſignis hæc numerantur: facilè morbum ſuſtinere, benè ſpirare, dolore levari, ſputum ſine difficultate rejicere, corpus æqualiter calidum & molle videri, ſine ſiti eſſe; urinas etiam, & alvi excrementa, & ſomnos, & ſudores, veluti deſcriptum eſt, ſingula ſupervenire, bona exiſtimanda ſunt. His enim omnibus ſic contingentibus, haud quaquam æger morietur. Quod ſi ex his quædam quidem contingant, quædam minimè, non ultrà decimum-quartum diem æger vitam producet. *Ibid.* 101.

287. Contra verò, morbum ægre ſuſtinere, ſpirationem magnam & denſam eſſe, dolorem minimè ſedari, ſputum ægre rejicere, vehementem ſitim eſſe, corpus à febre inæqualiter detineri, alvum quidem, & latera vehementer calere, fronte, manibus & pedibus frigidis; urinas verò, & alvi excrementa, & ſomnos, & ſudores, unaquæque qualia deſcripta ſunt, mala eſſe noſſe convenit. Si quid enim ex his ſputo ſupervenerit, morietur æger, priuſquam ad decimum-quartum diem perveniat, aut nono, aut undecimo die. Sic igitur conjicere oportet, quod cum ſputum iſtud valde lethale ſit, neque etiam ad decimum-quartum diem perducit. Ex his verò, tum malorum, tum bonorum ſubductâ ratione, prædictiones facere

oportet, sic enim quis potissimum verum assequatur. *Ibid.* 102.

288. Reliquæ verò suppurationes, magnâ ex parte rumpuntur, partìm quidem vigesimo die, partìm etiam trigesimo, quædam quoque quadragesimo, aliquæ etiam ad sexagesimum diem deveniunt. *Ibid.* 102.

289. At ex his quæ citiùs, aut tardiùs rumpuntur, sic deprehendere licet. Siquidem dolor inter initia oriatur, & spirandi difficultas, ac tussis sputatioque perseverant, & ad vigesimum diem extenduntur: intra hoc tempus, aut adhuc priùs ruptionem expectato. Quod si mitior dolor fuerit, iisque cætera omnia pro hujus ratione respondeant, tardiùs ruptionem sperato. *Ibid.* 107.

290. At antè puris eruptionem, dolorem oboriri, & spirandi difficultatem, & sputi excretionem, necesse est. *Ibid.*

291. Supersunt autem ex morbo hi potissimum, quos febris eodem post ruptionem die dimisit, quique cibos celeriter expetiverint, & siti liberantur, venterque tum exigua, tum coacta dejicit, & si pus album & læve, ejusdemque coloris fuerit, & à pituitâ liberum, citraque dolorem, aut tussim vehementem educatur. Sic quidem optimè, & celerrimè liberantur: sin minùs, qui ad ista proximè accedent. *Ibid.* 108.

292. Moriuntur verò, quos febris non dimiserit, aut cum dimisisse videatur, iterum accenditur, &

ſiti quidem vexantur, cibos verò non expetiverint; & ſi alvus liquida dejecerit, puſque ex viridi pallidum, aut pituitâ permixtum, & ſpumoſum expuerint. Si hæc omnia contigerint, moriuntur. *Ibid.* 109.

293. At quibus eorum partìm quædam contigerint, partìm minimè, ex his non nulli quidem intereunt, quidam etiam ex longo temporis intervallo ſuperſunt. Sed ex omnibus his ſignis exiſtentibus, tùm in his, tum in reliquis omnibus, conjecturam facito. *Ibid.* 110.

294. Ex iis verò qui à pulmonis inflammationibus ſuppurantur, ferè ſeniores moriuntur, at ex cæteris ſuppurationibus juniores potiùs intereunt. *Ibid.* 117.

295. Qui ex pleuritide empyi fiunt (*id eſt purulenti, abſceſſu laborantes*) ſi à ruptione intra dies quadraginta ſursùm purgentur, liberantur. Alioqui tranſeunt in tabem. *Aph. V.* 15.

296. Quibus purulentis mitiora fiunt omnia, ſi poſteà pus edunt fœdi odoris, iis recidiva mortifera. *Coac.* 406.

297. Ex tuberculi intùs ruptione exolutio, vomitus & animi deliquium fit. *Aph. VII.* 8.

298. Cum ſuppurati uruntur, ſi purum pus fuerit, & album, nec tetri odoris, convaleſcunt. At quibus ſubcruentum, & cænoſum, moriuntur. *Præn.* 119.

299. Quibus concutiendo pus editur cænoſum,

& fœdi odoris, ut plurimùm moriuntur. *Coac.* 409.

300. Quibus à pure coloratur ſpecillum tanquam ab igne, maximam illi partem intereunt. *Coac.* 410.

301. Quibus intumuit latus, ac incaluit, ſi cum in oppoſitam partem decumbunt grave quidpiam ſuſpenſum eſſe videatur, pus ab unâ parte collectum eſt. *Ibid.* 428.

302. Inter empyicos, quibus concuſſis humeris multus fit ſtrepitus, parciùs illi pus habent, quam quibus exiguus, modò ſpirent faciliùs, & meliùs ſint colorati. At quibus ne minimus quidem infertur, ſed fortis diſpnœa lividique ungues, pleni ſunt illi pure, ac deſperati. *Ibid.* 432.

De Anginâ.

303. Angina graviſſima quidem eſt & celerrimè interimit quæ neque in faucibus, nec in cervice quicquam conſpicuum facit; plurimùm verò doloris exhibet, & difficultatem ſpirandi quæ erectâ cervice obitur inducit. Hæc enim eodem etiam die, & ſecundo, & tertio, & quarto ſtrangulat. *Præn.* 132.

304. Quibus Anginâ liberatis ad pulmonem mali fit converſio, ii intra ſeptem dies moriuntur, quos ſi effugerint, ſuppurati evadunt. *Aph. V.* 10.

De ſputo ſanguinis & phtyſeos periculo.

305. Tabes maximè fit ab anno octavo-decimo, ad trigeſimum-quintum. *Aph.* V. 9.

306. A ſanguinis ſputo puris ſputum, à puris ſputo tabes, à tabe, mors.

307. Qui ſanguinem evomunt, ſi ſine febre ſalutare, ſi cum febre, malum. *Aph. VII.* 37.

308. Qui ſanguinem evomunt ſpumantem, omnique dolore carent ſub diaphragmate, à pulmone vomunt. Et quibus in ipſo rupta eſt magna vena, multum illi vomunt, & periculosè admodùm : & quibus minor, minùs rejiciunt, & ſecuriores ſunt. *Coac.* 433.

309. In metu ſunt maximo phtyſes, quæ à ruptione venarum craſſarum, aut à catarrho è capite contingunt. *Coac.* 438.

Circà apoplexiam.

310. Apoplectici fiunt maximè à quadrageſimo anno ad ſexageſimum. *Aph. VI.* 57.

311. Qui naturâ ſunt valdè craſſi, magis ſubitò moriuntur, quàm graciles. *Aph. II.* 44.

312. Torpores & ſtupores præter conſuetudinem evenientes, futura denunciant apoplectica. *Coac.* 476.

313. Quibus febre vacuis cephalagia, tinnitus aurium, unàque tenebricoſa vertigo incidit, & vocis

tarditas, & manuum ſtupor : his vel apoplexia, vel epilepſia, aut lethargus imminet. *Coac.* 161.

314. Qui valentes, capitis repentè doloribus corripiuntur, & protinùs muti fiunt, & ſtertunt, intrà dies ſeptem intereunt, niſi febris eos prehenderit. *Aph. VI.* 51.

315. Solvere apoplexiam fortem impoſſibile, levem difficile. *Aph. II.* 42.

316. In apoplecticis ex magnâ reſpirandi difficultate ſubortus ſudor, mortem affert. *Coac.* 479.

NOTES.

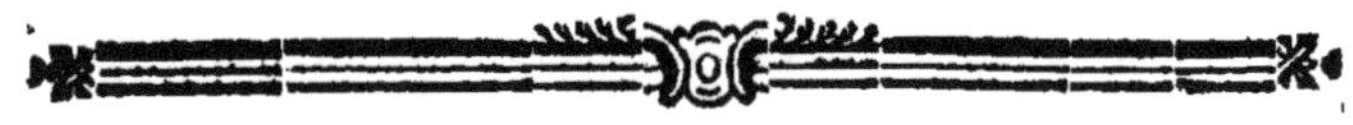

NOTES.

§. 2. *. 1. ON ne peut se flatter que les Médecins de différentes nations s'accordent jamais à donner constamment les mêmes noms aux mêmes fievres; mais ne convenant pas des dénominations, il est au moins essentiel qu'ils soient d'accord, qu'ils s'entendent sur les choses. Et pour cela il est nécessaire qu'ils désignent avec exactitude & précision les fievres qu'ils veulent indiquer sous telle ou telle dénomination. J'ai parlé dans un autre ouvrage (1) des fievres malignes. J'ai tâché d'y indiquer avec exactitude les fievres que les Médecins François sont dans l'usage de caractériser sous cette dénomination. Il ne sera pas inutile d'éclaircir, de développer encore plus mes idées sur ce sujet, & même de les rectifier à certains égards, tant pour l'instruction des jeunes Médecins, que pour faire ensorte que l'epithete maligne qui est employée souvent dans cet ouvrage, ne laisse aux étrangers aucune espece de doute sur le caractere particulier des maladies aiguës auxquelles je l'applique.

(1) Mémoires sur les fievres aiguës.

Méditant attentivement ſur tout ce que je puis avoir lû ou obſervé ſur les fievres continuës aiguës, il me paroît que toutes ces maladies peuvent ſe rapporter à deux claſſes générales. Je déſignerai celles de la premiere claſſe ſous le nom de fievres inflammatoires ; celles de la ſeconde, ſous le nom de fievres malignes. Ces deux claſſes de fievres ſont caractériſées par les ſignes ſuivants.

Dans le cours des fievres inflammatoires, les forces vitales paroiſſent augmentées loin d'être affoiblies. Le pouls eſt habituellement étendu, développé, quelquefois petit; mais dans l'un & l'autre cas, il a de la force. Ces fievres ſupportent bien la ſaignée. La chaleur de l'habitude du corps, la ſoif, le mal à la tête, le délire, la difficulté de reſpirer, en un mot tous les accidents qui peuvent s'y développer, répondent à peu près à la violence de la fievre, au degré de la fréquence, de la force, de la dureté du pouls. Ces fievres n'abattent pas ſubitement les forces animales. Si le pouls y devient mol & foible : ou ce ſymptome tenant à quelque cauſe paſſagere, il ne dure pas ; ou s'il perſiſte, c'eſt parce que la vie commence à s'éteindre par l'effet d'une affection grave & irrémédiable de quelque viſcere. Je rapporte à cette claſſe la pleuréſie & les autres fievres inflammatoires nommées ſymptomatiques, & les fievres éruptives, & enfin les fievres continuës eſſentielles, qui préſentent les ſignes que je viens d'indiquer.

Les fievres malignes ſemblent attaquer directement le principe de la vie. Dès leur commencement, les forces animales ſont ordinairement abattuës, de même que les forces vitales. Le pouls eſt habituellement mol & foible, preſque toujours petit, enfoncé, ſouvent inégal. Les accidents qui s'y développent ne répondent pas toujours au degré de la fievre. Le délire, l'aſſoupiſſement léthargique, la difficulté de reſpirer, le météoriſme du bas ventre, des douleurs, un gonflement inflammatoire des hypochondres, des mouvements convulſifs, & autres ſymptomes pleins de danger, ſurviennent très-ordinairement dans ces ſortes de fievres, quoique le pouls demeure petit, enfoncé, mol, foible. La ſaignée ſur-tout réitérée, épuiſant les forces du malade, nuit ſouvent, loin d'être utile.

Tels ſont les ſignes qui me paroiſſent appartenir le plus univerſellement aux fievres de cette claſſe, qui ſe reconnoiſſent encore à nombre d'autres ſymptomes qui leur ſont familiers, & qu'on n'obſerve pas dans les fievres inflammatoires. Ainſi le début des fievres malignes eſt ſouvent caractériſé par des nauſées, par un vomiſſement laborieux, opiniâtres; par de vives douleurs dans les reins, dans les cuiſſes, dans les jambes. Tels ſont encore le gonflement du viſage, la ſurdité, les ſoubreſauts des tendons; les éruptions de parotides, de bubons inguinaires, axillaires, de charbons, de pustules charboneuses, de phlyctenes, de taches de pourpre, de *vibices*, de lividités; les dépôts, les érésipelles gangreneux, tous symptomes qui survenant les uns ou les autres dans le cours d'une siegre aiguë, en indiquent le caractere & prouvent qu'elle est de la classe des fievres malignes. Telles sont enfin les fâcheuses impressions que ces fievres laissent quelquefois sur l'origine des nerfs. Puisque dans le nombre des personnes qui en échappent, on en voit qui demeurent plus ou moins long temps, quelquefois pour toujours, privées de l'ouie, d'autres de la vue, d'autres du mouvement d'un bras, d'une jambe: d'autres enfin de la mémoire, du jugement. Ces sortes de fievres sont souvent, mais non toujours, plus ou moins contagieuses. Elles sont beaucoup plus meurtrieres que les fievres inflammatoires.

Les Médecins sont à peu près d'accord sur les fievres aiguës épidémiques qui appartiennent à la classe des fievres malignes. On sçait qu'on doit y ranger les fievres décrites sous les noms de peste, de fievres pestilentielles, de fievres malignes, de fievres malignes pourprées, de pétéchiales vraies (1), d'exanthématiques catarrhales pétéchisantes (2). Les fievres que produit l'infection de l'air dans les vaisseaux, dans les prisons, dans les hôpitaux,

---

(1) Frid. Hofm. Med. rat. *tom.* 2. *chap.*
(2) *Ibid.*

ſe rapportent évidemment à la même claſſe. C'eſt ce que la mauvaiſe diſpoſition de nos priſons nous a mis fréquemment à portée d'obſerver, dans les différentes fievres épidémiques qui s'y ſont développées par l'infection de l'air. C'eſt ce que prouvent également les Mémoires de Mr. Lind ſur l'infection de l'air & ſur les fievres qu'elle produit ; & l'excellente deſcription de la fievre des priſons & des hôpitaux qu'à donnée le Chevalier Pringle. Quoique ce célebre Anglois ne décrive pas cette fievre ſous la dénomination de maligne, il n'en eſt pas moins évident qu'il penſe abſolument comme nous ſur ſon caractere. « Il ſuit, dit-il, de ce » que je viens de rapporter que cette maladie eſt » véritablement d'une nature peſtilentielle ; com- » me il paroît par la maniere dont elle porte à la » tête, par le découragement & l'abattement ; » par la dépreſſion du pouls, par les ſuppurations » des glandes lymphatiques, les ſueurs fétides, » les taches de pourpre, les mortifications, la » contagion (1) ».

Conſidérant les nombreuſes relations de fievres épidémiques de ce genre qu'on trouve chez nos Auteurs, & celles d'un certain nombre de ſemblables fievres ſur leſquelles notre Faculté a été conſultée depuis une douzaine d'années ; il me paroît

---

(1) *Obſervations.* On the diſeaſes of the army. *7e. édit. chap. VII. §. 6.*

évident que ces fievres different les unes des autres par des nuances presqu'infinies. Et l'expérience démontre que souvent ces fievres épidémiques different, pour ainsi dire, d'elles-mêmes, & subissent des variations étonnantes sous les yeux des Médecins qui les observent : que féroces, par exemple, au commencement, très-contagieuses, très-meurtrieres, rapides dans leur marche, développant les symptomes les plus funestes, elles s'adoucissent ensuite par degrés, deviennent moins contagieuses, moins meurtrieres, & ne développent plus les mêmes symptomes qu'elles avoient coutume de présenter au commencement de l'épidémie.

Toutes ces fievres épidémiques conservant donc entr'elles une analogie très-marquée par l'abattement des forces, par le caractere dominant du pouls, par les mauvais effets qu'y produit la saignée sur-tout réitérée, par les éruptions & les autres symptomes qui leur sont familiers ; elles different néanmoins très-considérablement les unes des autres, à raison de leur marche, & pour ainsi dire de leur allure ; à raison de leur durée, de leur danger, de leur qualité plus ou moins contagieuse ; à raison enfin de tel ou tel symptome, de telle ou telle éruption que présentent les unes, & qu'on n'observe pas dans les autres. Et ces variétés sont si nombreuses, qu'il me paroît impossible de s'instruire suffisamment sur ces sortes de fievres, par aucune autre voie que par l'observation & par une méditation attentive ſur les deſcriptions particulieres & détaillées des épidémies de ce genre qu'on trouve chez nos Auteurs. Ceux qui, comme Sennert, ont tâché de les renfermer & de les décrire ſous les noms de peſte, de fievre peſtilentielle & de fievre maligne : ou, comme Hofman, ſous les noms de fievre peſtilentielle, de fievres pétéchiales vraies, & de fievres épidémiques exanthématiques catarrhales pétéchizantes. Ceux-là, dis-je, ont bien ſaiſi quelques-unes de leurs nuances les plus remarquables. Mais ils ſont loin, ſi je ne me trompe, de nous donner de juſtes idées de toute l'étendue de cette claſſe de fievres : ils ſont loin de prévenir ſuffiſamment leurs Lecteurs ſur toutes les variétés qu'elles préſentent.

Si l'on demande à préſent quelles ſont dans le nombre des fievres ſporadiques celles que les Médecins François ſont dans l'uſage d'indiquer ſous le nom de fievres malignes ; je répondrai avec aſſurance que ce ſont préciſément les fievres aiguës ſporadiques qui ont une analogie évidente avec les fievres épidémiques dont nous venons de parler. Suppoſons que trois ou quatre Médecins François viſitant un malade, & ayant d'abord caractériſé ſa maladie ſous le nom de fievre putride, il ſurvienne enſuite ou des ſoubreſauts des tendons, ou la ſurdité, ou une parotide, ou tel autre ſymptome du nombre de ceux qui ſont familiers aux fievres épidémiques peſtilentielles & malignes : alors tenant un autre langage, ou ils diront que la maladie a changé de caractere, qu'elle a dégénéré en fievre maligne. Ou plus ſinceres, ils avoueront qu'elle a toujours été de ce genre, mais qu'ils l'ont méconnuë dans le commencement.

C'eſt donc préciſément ſur leur reſſemblance avec les fievres épidémiques peſtilentielles & malignes, que les Médecins François établiſſent l'idée qu'ils ſe forment des fievres malignes ſporadiques. Les moins inſtruits ne connoiſſent qu'un petit nombre de points d'analogie entre ces deux ſortes de fievres, comme les parotides, les taches pourprées, la ſurdité, les ſoubreſauts des tendons, le charbon, & tel autre ſymptôme ou éruption auſſi manifeſte. Auſſi leur arrive-t-il ſouvent de ne reconnoître les fievres malignes ſporadiques, que lorſqu'elles ſont entiérement développées; lorſque leur danger eſt devenu manifeſte, même pour les perſonnes les plus étrangeres à la pratique de la Médecine. On évitera preſque toujours un pareil inconvénient, en s'appliquant à connoître dans le plus grand détail tous les ſymptomes qui ſont communs & familiers aux fievres malignes, tant épidémiques que ſporadiques.

Notre uſage de caractériſer ſous le nom de malignes, les fievres ſporadiques qui ont une analogie marquée avec les fievres épidémiques peſtilentielles ou malignes, prend ſa ſource dans les écrits des Auteurs les plus reſpectables. J'ai fait voir

voir ailleurs (1) que Galien reconnoiſſoit l'exiſtence des fievres peſtilentielles ſporadiques, c'eſt-à-dire, de fievres qui n'attaquant que tel ou tel individu, ont cependant le même caractere, préſentent les mêmes ſymptomes que les fievres peſtilentielles épidémiques. Nombre d'Auteurs ont reconnu, comme Galien, l'exiſtence de ces fievres peſtilentielles ſporadiques ; & Fernel leur ayant donné le nom de fievres malignes, on peut croire que c'eſt l'autorité de ce grand homme qui a établi peu-à-peu, & qui a enfin conſacré chez les Médecins François l'uſage de cette dénomination. Comme on peut ſoupçonner que c'eſt l'autorité de Sydenham qui a le plus contribué à empêcher les Anglois de l'adopter.

Je n'ajouterai rien à ce que j'ai dit dans les Mémoires déjà cités, ſur les différentes eſpeces de fievres malignes ſporadiques. Mais je ne dois pas terminer cette Note, ſans faire obſerver que j'ai cru devoir revenir ſur ce que j'ai avancé dans la ſection troiſieme de la ſeconde partie de ces Mémoires, où je dis : « il vaut mieux, ſans doute, il eſt » plus dans le goût de la Médecine d'obſervation, » de donner une idée générale de ces fievres par » l'énumération des ſymptomes qui leur ſont fa- » miliers & qui ſervent à les faire reconnoître ; » tels que ſont le vomiſſement opiniâtre, les ſou-

(1) Mémoires ſur les fievres aiguës.

» bresauts des tendons, la foiblesse & l'inégalité » du ponls, &c. ou bien, si l'on veut une défini- » tion plus courte, on peut encore les définir des » fievres dangereuses & meurtrieres ». Le fruit des réflexions & des observations que j'ai faites depuis la publication de ces Mémoires, a été de me persuader que j'aurois dû m'en tenir à la premiere partie de cette assertion, & reconnoître que dans le nombre des fievres *continuës aiguës essentielles* dont il s'agir uniquement dans ces Mémoires, on en rencontre qui étant d'un caractere inflammatoire, & ne représentant nullement les symptomes qui sont familiers aux fievres malignes, mettent cependant les malades dans le plus grand danger. Mais je crois ne pas trop avancer, en assurant que pour une fievre aiguë essentielle de ce genre qui tuera un malade, on observera vingt événements de cette espece qui seront dûs à des fievres malignes.

Indépendamment des fievres proprement dites, il y a encore d'autres maladies aiguës qui participent quelquefois du génie, de la nature des fievres malignes, & qu'il est alors essentiel de distinguer par une épithete qui les caractérise. Tels sont évidemment les maux de gorge gangreneux. Telles sont certaines pleurésies, certaines dysenteries, certaines petites véroles, toutes maladies qu'on peut distinguer sous le nom de malignes, lorsque l'extrêmé & constant abattement des forces, le caractere dominant du pouls, les mauvais effets de la ſaignée ſur-tout réitérée, une diſpoſition manifeſte des humeurs à la dégénération gangreneuſe, des taches de pourpre, ou autres ſymptomes de cette eſpece, y démontrent une analogie, une affinité, où, ſi l'on veut, une complication évidente avec ces fievres meurtrieres connuës & décrites ſous les noms de fievres peſtilentielles, de fievres malignes.

§. 3. *. 2.

Telle eſt la marche ordinaire des maladies aiguës, même de celles dans le cours deſquelles le pouls a le plus de force. Lorſqu'une maladie intérieure purement inflammatoire, lorſqu'une plaie grave, lorſqu'une fracture compliquée tournent à la mort : le pouls, de fort qu'il étoit, devient petit, mol, foible, ſouvent inégal, & perſiſte dans ce caractere. Bien plus, cette obſervation s'étend juſqu'aux maladies chroniques. Lorſque les forces d'un malade étant épuiſées par une maladie de ce genre, ſon pouls prend & conſerve le caractere que nous venons d'indiquer, on peut prédire avec aſſurance que ſa mort eſt prochaine. Elle arrive ordinairement dans la ſemaine : il eſt rare qu'elle tarde juſqu'au quinzieme jour.

§. 5. *. 3.

Pour bien juger de la force du pouls, il faut appuyer les doigts à divers degrés ſur le trajet de l'artere. Si le pouls a réellement de la force ; les battements de l'artere ſe font ſentir plus vivement, à meſure qu'on appuye davantage ; mais lorſqu'il eſt foible, les battements de l'artere paroiſſent s'affoiblir, & enfin s'éteindre, à meſure que les doigts appuyent plus fortement ſur l'artere.

§. 14. *. 4.

Dans le cas déterminé (§. 14) il faut encore conſidérer ſi la fievre qui préſente un pareil ſymptome eſt intermittente, ou ſi elle eſt véritablement continuë. La ſyncope qui ſurvient dans un accès de fievre intermittente, eſt, en général, d'un pronoſtic un peu moins fâcheux; on eſt plus en droit de ſe flatter d'en prévenir efficacement le retour, par le moyen du kinkina.

§. 34. *. 5.

A l'ouverture des cadavres des perſonnes qui ont éprouvé ce ſymptome à la fin de leur maladie, on trouve ordinairement les inteſtins preſque blancs & tranſparents, tant ils ſont gonflés & diſtendus par les vents.

§. 39. *. 6.

Les douleurs de poitrine qui tiennent à une pareille cauſe, ſont moins fixes, moins conſtantes que lorſqu'elles ſont occaſionnées par une véritable affection de poitrine. La toux qui les accompagne est séche : elle n'est pas constante : elle n'a souvent lieu, ainsi que la difficulté de respirer, que dans les redoublements. *Voyez le* §. *61*.

§. 54. *. 7.

Les ouvertures des cadavres démontrent que l'épanchement de seroité dans la cavité du basventre, ou dans celle de la poitrine, est une suite assez commune de l'inflammation mortelle des visceres qui sont contenus dans l'une ou l'autre de ces cavités. *Voyez la* * 31.

§. 59. *. 8.

Tel est, à mon avis, le résultat de l'observation. Si j'en cherche la raison, il me semble la trouver dans l'expectoration, qui est le grand remede de la nature dans les maladies inflammatoires de la poitrine. On ne connoît pas d'évacuations qui lui soient aussi familieres, & qui soient aussi communément décisives, dans les inflammations du basventre.

§. 80. *. 9.

C'est à cette espece de délire qu'on peut appliquer ce mot de Fernel, *majoris terroris est quàm periculi* (1), qui seroit souvent très-contraire à la vérité, si on l'étendoit à toute sorte de délires.

---

(1) *De febr. cap.* 19.

§. 82. *. 10.

Qui suprà quadraginta annos phrenitici fiunt (dit Hipocrates) *non admodùm sanantur.* Cette observation particuliere est sans doute du nombre de celles qui lui ont fourni cette proposition générale : *in morbis minùs periclitantur quornm naturæ, ætati, & temperamento, & tempestati magis affinis fuerit morbus, quàm in quibus horum nulli fuerit affinis.* Aph. II. §. 24. On a pu remarquer dans le cours de cet ouvrage, que cette assertion d'Hipocrate a une application très-juste à un grand nombre de cas de maladies aiguës. Mais je n'ai pas cru pour cela devoir employer cet aphorisme. Énoncé d'une maniere aussi générale, il souffre un grand nombre d'exceptions, spécialement dans les maladies chroniques.

§. 90. *. 11.

Qui ad manum exiliunt, in malo sunt. Coac. 75. On n'entend pas trop le Commentaire de Duret sur ce pronostic d'Hipocrate. Celui d'Houlier est clair. Il applique cette expression, *qui ad manum exiliunt*, aux soubresauts des tendons. Pour moi je pense que l'observation nous présente une explication bien plus naturelle de ce pronostic. Dans le nombre des phrénétiques, on en trouve qui sont peureux, excessivement sensibles ; qui dans la distraction, & occupés des objets de leur délire, ſi le Médecin appuie ſa main ſur la leur, la retirent vivement, & comme étant ſaiſis de frayeur, & cherchant à fuir. Ne ſembleroit-il pas que l'expreſſion d'Hipocrates, *qui ad manum exiliunt*, auroit une application bien plus naturelle au ſymptome dont je viens de parler, qu'aux ſoubreſauts des tendons. Quoiqu'il en ſoit, peu importe, dans le fonds, quel eſt le véritable ſens de ce pronoſtic Ce qu'il eſt intéreſſant de ſavoir, c'eſt que l'expérience démontre que le délire compliqué de ſoubreſauts des tendons, en devient plus dangereux: que celui qui eſt compliqué d'une exceſſive ſenſibilité, de frayeur au moindre attouchement, au moindre bruit, eſt encore plus fâcheux.

§. III. *. 12.

Quelques Médecins ſeront ſans doute ſurpris de me voir avancer que certaines plaies, certaines fractures, peuvent exciter des fievres qui aient quelqu'analogie avec les fievres malignes. Mais je les prie d'obſerver que je n'appuie pas l'idée que je donne des fievres malignes, ſur aucune opinion qui ſoit relative aux cauſes qui peuvent les produire; mais uniquement ſur les ſymptomes qui leur ſont familiers, & dont je fais l'énumération (*. I.). Et puis qu'on obſerve qu'effectivement certaines plaies, certaines fractures excitent des fievres où l'on voit ſe développer de ſemblables ſymptomes, je ne vois pas pourquoi on refuſeroit d'accorder que ces fievres, quoique produites de cause externes, sont cependant du même genre que les fievres malignes; qu'elles ont une analogie, une ressemblance marquée avec elles. Une charrette passe sur la jambe d'un vieillard. On le porte dans son lit; on examine sa jambe: on la leve par le pied; elle ne plie pas, on ne sent aucune crépitation; on croit qu'il n'y a pas de fracture. Cependant la fievre se déclare le même jour: elle développe bientôt les accidents les plus formidables; le pouls petit, mol, foible très-fréquent; le délire, un assoupissement léthargique. Quelques personnes de l'Art attribuent ces accidents à une fievre maligne produite par un simple effet de la peur. Cependant à mesure que les accidents graves se développent, la jambe contuse présente des signes de dépôt, de gangrene. Le malade succombe le sixieme jour. L'examen du cadavre fit voir qu'au premier pansement, si au lieu d'élever la jambe par le pied, on l'eut élevée en la prenant près du genou, la fracture auroit été sensible, la jambe auroit plié. Les parties de l'os fracturé qui faisoient effort l'une contre l'autre, & se soutenoient dans la premiere situation, ne se soutenant nullement dans la seconde. La dissection de la jambe fit voir qu'il y avoit fracture à l'os du tibia, avec esquilles qui piquoient les parties voisines; & qui ayant excité des dépôts & la gangrêne dans ces parties, ont sans doute occasionné en en même temps la fievre, les accidents qui l'ont accompagné, & la mort.

§. 117. * 13.

Ces convulsions (épileptiques qui surviennent à la fin des maladies aiguës) sont quelquefois précédées & annoncées par un sentiment de tension dans les muscles du col, & par une douleur sans enflure ni rougeur, dans le gosier. Le nommé Agret étoit dans le cours d'une fievre continuë. Quoiqu'elle ne parut accompagnée d'aucun symptome funeste ; néanmoins la physionomie du malade & sa grande foiblesse m'inquiétoient au point de m'engager à recommander à ses proches de lui faire régler ses affaires. Ce fut alors qu'il se plaignit d'une tension douloureuse dans le côté droit du col, & d'une douleur au gosier qui fut examiné attentivement par M. Sarrau son Chirurgien, & par moi. Nous n'y vîmes rien de gonflé ni d'enflammé. Mais au moment que nous finissions cet examen, le malade tomba dans des convulsions épileptiques qui furent suivies d'un assoupissement léthargique & de la mort. Ç'a été sans doute l'observation de pareils cas qui a fourni à Hipocrate les pronostics suivants : *fauces valdè dolentes & æquales cum jactatione, crudeliter & citò mortiferæ.* Coac. 265. *Faucium dolor prægrandis parotides*

& convulsiones facit, atque cervicis & dorsi dolorem. Ibid. 268.

§. 117. * 14.

Pour peu qu'un Médecin soit employé, il a nécessairement de fréquentes occasions de se convaincre de la justesse de ces pronostics, qui font exception à la Doctrine d'Hipocrate, *Coac.* 109., sur le moindre danger des convulsions qui peuvent survenir dans les fievres, lorsque ces convulsions attaquent de jeunes enfants jusqu'à l'âge de sept ans. Si visitant un pareil sujet qui seroit saisi de convulsions à la fin d'une fievre aiguë, ou d'une fievre lente ; un Médecin fondé sur l'autorité d'Hipocrate, annonçoit que vû l'âge du malade, ces convulsions ne sont pas fort dangereuses : il donneroit à mon avis une preuve tout aussi positive de son inexpérience que de son érudition.

§. 123. *. 15.

C'est chez les femmes en travail pour accoucher qu'on a le plus d'occasions de vérifier la justesse de ce pronostic. Lorsque le travail est excessivement douloureux & prolongé, il occasionne très-communément des convulsions épileptiques qui lorsqu'elles doivent être suivies de la mort, se terminent en affection soporeuse apoplectique. On voit aussi, mais infiniment plus rarement, d'autres douleurs très-vives & prolongées, être ſuivies de convulſions, d'un ſommeil apoplectique & de la mort. Je ſoupçonne que c'étoit ce genre de mort que vouloit indiquer Hipocrate, *Coac.* 249, lorſqu'il dit, *qui ex dolore fiunt aphoni, crudeliter moriuntur.*

§. 143. *. 16.

J'appelle paralyſie croiſée, cette eſpece d'hémyplégie dans laquelle la jambe gauche & le bras droit, ou la jambe droite & le bras gauche ſont affectés. Cette eſpece d'hémyplégie eſt très-rare à la vérité, mais on l'obſerve quelquefois.

§. 163. * 17.

Le vomiſſement attrabilaire eſt brun, noirâtre, plus ou moins foncé, ſemblable à peu-près pour la couleur à de la ſuie détrempée. Ce vomiſſement eſt mortel dans les maladies aiguës : ſurvenant dans une maladie chronique mortelle, il annonce que la fin du malade eſt prochaine. Mais on doit ſe garder d'en porter un pronoſtic auſſi funeſte, lorſqu'il a lieu dans un accès de colique attrabilaire. J'obſerverai donc ici en faveur des jeunes Médecins, qu'il y a des perſonnes tellement diſpoſées, ſoit par un vice de leur conſtitution, ſoit par un effet de longues erreurs dans le régime, qu'il s'engendre continuellement dans leurs entrailles une matiere de cette eſpece, qui accumulée à un certain degré, détermine un paroxyſme de colique. Les paroxyſmes de cette eſpece de colique, ſont caractériſés par le vomiſſement d'une matiere brune, noirâtre, pour l'ordinaire exceſſivement aigre, paroiſſant avoir auſſi quelquefois un goût affreux de rance. On obſervé beaucoup de variété dans la durée de ces accès. On en voit qui ſe terminent dans l'eſpace de quelques heures. On en voit durer juſqu'à huit jours, ſans avoir cependant des ſuites funeſtes. Je connois entr'autres un homme auquel j'ai vu trente, quarante accès de cette colique, dans l'eſpace de 28 ans.

§. 166. * 18.

La paſſion iliaque, maladie aiguë, eſt caractériſée par les ſignes ſuivants. Rien ne paſſe par en bas. Le malade eſt preſque continuellement dans les angoiſſes du vomiſſement. Chaque fois qu'il a vomi, il ſe ſent ſoulagé : mais ce ſoulagement eſt de courte durée. La ſoif le preſſe bientôt & l'oblige de boire. Les angoiſſes, les nauſées recommencent, juſqu'à ce qu'il ait vomi. Les matieres rendues par le vomiſſement ſont de diverſes couleurs, jaunes, vertes, plus ou moins foncées. Mais elles ont toutes cela de commun, qu'elles dépoſent une ſorte de matiere hachée, une eſpece de marc. A la fin de la maladie, & lorſqu'elle tend à la mort, ces humeurs ont ordinairement une odeur fétide, ſtercorale.

Quelquefois même les malades vomiſſent quelques morceaux d'excréments formés. Mais cela eſt bien rare. La plupart de ceux qui ſuccombent à cette cruelle maladie, meurent ſans avoir eu de vomiſſement de cette eſpece. Une fievre aiguë ſe joint conſtamment à cette maladie, lorſqu'elle eſt de courte durée. Sa marche eſt plus ou moins rapide, ſuivant le degré de violence de ſes ſymptomes. Si la fievre eſt vive ainſi que la douleur : ſi le vomiſſement, ſi les angoiſſes ne laiſſent preſqu'aucun intervalle de repos ; elle ſe termine dans peu de jours. Elle s'étend quelquefois au dixieme, au quinzieme & même juſqu'au trentieme jour, à proportion que les ſymptomes dont je viens de parler ſont plus modérés.

S'il eſt eſſentiel de définir les maladies, de les donner à reconnoître par des ſignes qui ſe faſſent appercevoir dès leur commencement, il eſt certain qu'on auroit tort de caractériſer celle-ci par le vomiſſement ayant l'odeur ſtercorale, qui n'a lieu qu'à la fin ; encore moins par le vomiſſement vraiment ſtercoral qui, pour l'ordinaire, n'a pas lieu durant tout le cours de la maladie. Mais l'expérience me paroît démontrer, qu'indépendamment des autres ſymptomes, le vomiſſement iliaque eſt principalement caractériſé par cette matiere hachée, par cette eſpece de marc qu'il dépoſe.

Les accidents occaſionnés par les hernies étranglées, & une infinité d'ouvertures de cadavres, démontrent que la passion iliaque est produite toutes les fois que le canal intestinal se trouve, par quelque cause que ce soit, ou resserré, ou bouché, ou comprimé dans quelqu'endroit, de maniere que le libre progrès des humeurs ou des excréments vers l'anus se trouve intercepté. Admettre que cette maladie peut subsister sans une telle cause, par un simple renversement du mouvement péristaltique : appuyer un tel sentiment sur l'observation de lavements, de suppositoires rendus en pareil cas par le vomissement : ce seroit renoncer à l'expérience de tous les jours en faveur de quelques observations merveilleuses, & d'autant plus suspectes que nous ne voyons pas qu'elles soient confirmées par celles de nos Praticiens les plus employés.

Lorsque la libre communication se trouve subitement & entiérement interceptée dans quelque point du canal intestinal, la maladie qui en résulte est une passion iliaque aiguë, soit que la cause qui intercepte le passage dans cet endroit, soit une inflammation, ou une invagination de l'intestin, ou une hernie, ou un peloton de vers qui bouche l'intestin, ou des matieres stercorales durcies, ou un amas de peaux de fruits, de raisins, par exemple, de jujubes, ou de peaux de légumes tels sur-tout que les pois.

Mais s'il arrive dans quelqu'endroit du canal inteſtinal, que ſon calibre diminue peu à peu & par degrés, durant un long eſpace de temps, ſoit par une maladie de l'inteſtin lui-même, ſoit par l'effet de quelque tumeur d'une partie voiſine qui le comprime : alors il ſurvient une autre eſpece de paſſion iliaque qu'on peut appeller chronique, ou appartenant aux maladies chroniques. Cette eſpece de paſſion iliaque s'établit par degrés preſqu'inſenſibles. Pour l'ordinaire les malades ſentent en premier lieu une eſpece de poids, d'embarras dans quelque partie du bas-ventre, & cela toujours au même endroit, & au même intervalle de temps après le repas. Ils éprouvent du dégoût, quelquefois même de l'averſion pour les aliments. Quelque temps après le repas, leur bouche ſe remplit de ſalive qu'ils crachent en abondance. Enfin la maladie étant parvenue à ſon comble, ils vomiſſent. Ce vomiſſement a lieu pour l'ordinaire peu de temps après le repas : quelquefois auſſi, long-temps après avoir mangé. Les matieres qu'ils rendent par le vomiſſement, ſont les aliments plus ou moins altérés, & des humeurs glaireuſes, bilieuſes, de diverſes couleurs, qui dépoſent cette eſpece de marc qui caractériſe, comme je l'ai dit, le vomiſſement iliaque. Dans celui-ci le ventre n'eſt pas complettement fermé; il obéit pour l'ordinaire aux lavements, aux doux laxatifs; auſſi ce vomiſſement iliaque eſt-il chronique. Mais il n'en eſt pas moins funeſte. Et lorſqu'il ſurvient & s'établit dans une maladie chronique, on doit s'attendre que le malade y ſuccombera.

§. 186. * 19.

Ces déjections, lorſqu'elles n'ont été précédées ni de ſaignement de nez, ni de vomiſſement de ſang, proviennent évidemment d'une hémorrhagie de quelques rameaux des vaiſſeaux méſentériques. L'obſervation démontre que cette hémorrhagie a ſouvent quelque choſe de critique : qu'elle peut contribuer efficacement à la guériſon des maladies où elle ſurvient. *Sed & exiſtit*, dit Duret (1), *dyſenteria quæ conſolatur & eſt critica ut ſanguinea ; & quæ lienoſis ſupervenit critica eſt : & quæ ſenibus hæmorrhagiæ loco.* Si quelqu'un pouvoit douter de l'identité des déjections dont il eſt queſtion dans le paragraphe qui fait le ſujet de cette remarque, avec la dyſenterie de ſang dont parle Duret dans ce paſſage, il peut s'en convaincre aiſément, en conſultant le chapitre entier d'où j'ai tiré ce paſſage. L'évacuation de ſang par cette voie eſt donc quelquefois très-avantageuſe, ſur-tout lorſqu'elle eſt modérée. Mais elle eſt dans certains cas ſi conſidérable, que réduiſant le malade au dernier degré de foibleſſe, elle exige du Médecin des

(1) *Annotationes in hollerium de morb. internis.* cap. 43.

des ſecours prompts & convenables. Une abondante boiſſon d'oxycrat m'a paru être le remede approprié à ce cas particulier. J'ai ſoin de diſſoudre environ une once de ſucre ſur chaque livre d'oxycrat, afin qu'il puiſſe recevoir une plus grande quantité d'acide, ſans révolter le palais ni l'eſtomac du malade. Lorſque Lomnius a dit (1) : *Si ruptâ intùs venâ aut adapertâ ſanguis dejicitur, is ab inferioribus locis ferè purus fertur, parùm nigreſcens : à ſuperioribus autem protinùs ater, ac liquidæ pici ſimillimus, quotamen tincta lintea rubent : ut hâc notâ is quoque facilè diſſidere ab atrâbile poſſit.* Lors, dis-je, que Lomnius s'eſt expliqué de cette maniere ſur le ſang rendu par le fondement, il a évidemment parlé d'après ſes obſervations ; & tout Praticien, pour peu qu'il ſoit employé, peut en faire de ſemblables.

§. 208. *. 20.

« Au commencement de Mai 1770, j'ai vu un » homme qui ayant eu pendant cinq jours tous les » ſymptomes d'une inflammation de poitrine, ma» ladie qui régnoit alors, leſquels accidents con» ſiſtoient en une fievre aiguë, douleur de côté, » crachats ſanglants, difficulté de reſpirer, tomba » dans une rétention d'urine qui jugea la maladie, » & fit une criſe ſubite & complette. Cette réten-

(1) *Obſervationes Medic... ubi de jecinoris imbecillitate.*

» tion d'urine dura quatre jours, pendant lesquels » on fut obligé de le sonder de temps en temps, » après quoi le cours des urines s'est rétabli, sans » qu'il ait reparu le moindre symptome de la ma- » ladie qui avoit été terminée par cette singuliere » crise ». Je rapporte ce fait tiré mot à mot de mes recueils manuscrits d'observations, pour faire voir que ce n'est pas sans fondement que j'avance que la rétention d'urine peut servir de crise à une maladie aiguë. J'ai vu d'ailleurs plusieurs fois la rétention d'urine survenir dans le cours de semblables maladies, & obliger de sonder les malades plusieurs fois, sans que ce symptome ait paru rien ajouter de fâcheux à ceux que le malade éprouvoit auparavant, & sans qu'il ait été suivi de la mort. Je l'ai vu aussi quelquefois dans des cas véritablement mortels. Pour apprécier le pronostic d'un tel symptome, il ne faut donc pas le considérer seul, mais avec tous ceux qui l'accompagnent : les peser ensemble attentivement, & porter ainsi son jugement. Et si la rétention d'urine survenant dans une maladie aiguë en fait disparoître tous les symptomes, on doit la juger critique. J'ai cru d'autant plus nécessaire de faire cette remarque sur le pronostic de la rétention d'urine, que le célébre Houlier assure précisément le contraire, & paroît évidemment attribuer à l'ischurie fausse, ou à la suppression d'urine, tous les endroits d'Hipocrate, où il paroît porter un pronostic favorable de l'ischurie ;

tandis qu'il regarde l'iſchurie vraie, ou la rétention d'urine qui ſurvient dans le cours d'une fievre aiguë, comme étant conſtamment un ſigne d'exceſſive foibleſſe & de mort prochaine (1).

§. 210. *. 21.

J'ai vu effectivement des maladies aiguës, & particuliérement des inflammations de poitrine, ſe terminer par de pareilles criſes ; & ces ſueurs complettement critiques me paroiſſent diſtinguées de celles qui viennent à la ſuite d'un redoublement, en ce que celles-là ſuivent immédiatement le friſſon, ſans que le malade ait, avant de ſuer, cette chaleur ſéche qui, dans les redoublements ainſi que dans les accès, ſe trouve interpoſée entre le friſſon & la ſueur. Je penſe avec Houlier (2), que c'eſt de pareilles criſes qu'on doit entendre ce pronoſtic des Coaques, *febris ardens ſuperveniente rigore ſolvitur*.

§. 262. *. 22.

Pour éviter toute erreur dans l'application qu'on pourroit faire de ce pronoſtic, nous ferons ici quelques obſervations ſur la maladie qui fait le ſujet de cette remarque, & dont on ne trouve aucune deſcription ſuffiſamment exacte, ni chez les anciens, ni chez les modernes.

(1) *Comment*. 1. *coac. V. lib*. 1.
(2) *Com*. 1. *in lib. IV. coac*. §. 22.

La maladie que j'appelle ſimplement *rhumatiſme*, eſt celle que nos Praticiens & le public nomment ſouvent rhumatiſme goutteux. On peut le diſtinguer en aigû & en chronique. Celui-là eſt accompagné d'une fievre aiguë, & les douleurs qu'il cauſe, ſont beaucoup plus violentes que celles du rhumatiſme chronique.

La fievre continuë aiguë qui accompagne le rhumatiſme de la premiere eſpece, eſt pour l'ordinaire remittente; ſes redoublements ſont marqués en quotidienne.

Des douleurs inſupportables aux articulations mobiles, font le caractere eſſentiel de cette maladie. Ces douleurs commencent ordinairement par les genoux, & s'y fixent pendant un jour ou deux, plus ou moins. Enſuite elles affectent ſucceſſivement & comme par une eſpece de jeu, les différentes articulations des membres, pour l'ordinaire pluſieurs à la fois, quelquefois une ſeule ou deux, & reviennent ſouvent à pluſieurs repriſes aux articulations qu'elles avoient attaquées auparavant & abandonnées.

Ces douleurs ſont ſi violentes qu'on voit ſouvent ces malades jetter un cri d'épouvante à la moindre apparence que quelqu'un puiſſe toucher rudement, ou heurter les parties ſouffrantes. Ces malades exigent ſouvent, pour la même raiſon, qu'on tienne le drap & les couvertures éloignés de leurs genoux, de leurs pieds, au moyen d'un arc de cerceaux ; qu'on faſſe avec des couſſins une eſpece de rempart autour de leurs coudes ou de leurs poignets.

Ces douleurs ne ſont pas toujours au même degré. Elles ont leur viciſſitudes d'augmentation & de rémiſſion correſpondantes à celles de la fievre. Elles ſont ordinairement accompagnées d'un gonflement conſidérable, ſur-tout celles des poignets & des genoux.

La durée du rhumatiſme aigû varie. Il eſt rare qu'il ſe termine dans l'eſpace de quatorze ou quinze jours. On le voit quelquefois s'étendre juſqu'au quarantiéme au ſoixantieme. Quelquefois la fievre ceſſant, les douleurs ceſſent auſſi entiérement, & la convaleſcence eſt parfaite. Dans d'autres cas, la fievre étant terminée, les douleurs des articulations quoique diminuées, continuent cependant de tourmenter le malade pendant quelques mois. Quelquefois, par l'effet de cette maladie, il s'engendre dans telle ou telle articulation, des concrétions tophacées qui en gênent ou même en aboliſſent la mobilité. Elle produit auſſi quelquefois l'hydropyſie de l'article du genou. Le gonflement qui ſurvient à cette articulation dans le fort de la maladie, préſente ſouvent une fluctuation ſenſible, & qui démontre une accumulation de ſynovie dans la capſule articulaire ; mais paroiſſant à cette époque, elle ſe diſſipe ordinairement. Il n'en eſt pas de même lorſqu'elle perſiſte, ou ſurvient après que la fievre a cessé. Elle est alors très-opiniâtre. Quelquefois même elle résiste à tous les remedes.

Cette maladie paroît étrangere à la vieillesse & à l'enfance. J'ai cependant vu, quoique bien rarement, des sujets de douze ou treize ans en être attaqués. Mais elle est plus courte & moins grave à cet âge, ainsi que dans la premiere fleur de la jeunesse, jusqu'à l'âge de vingt à vingt-cinq ans.

Durant l'état de cette maladie, c'est-à-dire, lorsqu'elle est parvenue à son plus haut période, il arrive assez souvent qu'elle porte des impressions passageres sur les articulations de quelques vertebres, sur celles de la machoire inférieure; quelquefois même portant sur le poumon, (vraisemblablement sur les membranes & les ligaments qui appartiennent aux cartilages des bronches), elle occasionne une douleur à la poitrine, la difficulté de respirer, la toux, le crachement de sang, en un mot, les symptomes d'une pleurésie ou d'une péripneumonie: quelquefois l'inégalité, l'intermittence du pouls. Mais quelque dangereux que puisse paroître l'état du malade dans ces sortes de cas, on ne doit pas en désespérer. L'expérience prouve que la matiere qui cause cette maladie, n'est pas disposée de sa nature à produire la suppuration ni la gangrene. Mais, suivant son caractere de mobilité, elle abandonne bientôt le nouveau siége qu'elle s'étoit choisi, c'est-à-dire la poitrine, pour se reporter sur les articulations des membres.

Abandonnée à elle-même, aidée simplement d'un bon régime, on ne doit pas douter que la nature ne guérit le rhumatisme aigu sans le secours de l'art. Les moyens qu'elle emploie sont ici comme dans les autres maladies aiguës, la fievre, l'hémorrhagie du nez, les évacuations par les selles, ou par les sueurs, ou par les urines. L'art imite & seconde la nature, en modérant la fievre, lorsqu'elle est excessive, par la saignée, en sollicitant à propos les évacuations par les selles, par les sueurs. Les secours de l'art sont aussi très-utiles dans cette maladie pour calmer les cruelles douleurs que souffrent les malades, & leur procurer du repos au moyen des narcotiques. Quelque respectable que soit l'autorité de Sydenham, j'ose, avec beaucoup de Praticiens, n'être pas de son avis sur l'usage des narcotiques employés sagement. Il ne paroît pas qu'ils ayent l'effet de fixer la matiere de la maladie, & de la rendre plus rebelle. La grande différence qu'on observe dans la durée, dans l'opiniatreté de cette maladie, paroît bien plus tenir à son caractere primitif, aux dispositions particulieres du sujet, qu'à la maniere dont il est traité. Lorsqu'un homme a eu une pleurésie, il en a quelquefois une seconde, une troisieme dans le cours de sa vie. Quelquefois il en est quitte pour toujours. Il en est de même du rhumatisme.

Le rhumatiſme chronique tire auſſi ſon caractere principal des douleurs qui attaquent ſucceſſivement les articulations mobiles : douleurs qui, pour l'ordinaire, ſont accompagnées du gonflement des parties affectées. Cette maladie eſt des plus opiniâtres : elle dure ſix mois, un an, quelquefois beaucoup plus ; quelquefois même elle tourmente les malades toute leur vie. Il eſt bien rare, il arrive cependant quelquefois que les malades y ſuccombent, privés du mouvement de preſque tous leurs membres, & réduits au dernier degré de maigreur par la fievre lente, & par l'influence du rhumatiſme ſur la poitrine. Mais il arrive bien plus ſouvent qu'ils en demeurent eſtropiés, ſoit par l'effet des concrétions tophacées, ſoit par l'hydropyſie dans l'article d'un genou, quelquefois de tous les deux. J'ai vu auſſi la rétraction & l'endurciſſement des muſcles fléchiſſeurs de l'avant-bras, contribuer dans cette maladie à abolir les mouvements de l'articulation du coude. La jeuneſſe eſt plus ſujette au rhumatiſme chronique que l'âge mûr. On ne l'obſerve pas que je ſache dans la vieilleſſe. Les perſonnes iſſuës de parents goutteux n'y ſont pas plus ſujettes que les autres. Sydenham me paroît avoir conſulté exactement l'obſervation, lorſqu'en décrivant le rhumatiſme, il dit : *æger atroci dolore nunc in hoc, nunc in illo artu infeſtatur, in carpis, humeris, genubus præſertìm, qui locum ſubindè mutans, viciſſim illos occupat*

pat (1). Riviere me paroît s'éloigner un peu de l'obſervation, lorſqu'il dit : *non ſolùm articuli, ſed etiam media inter articulos ſpatia, muſculi nimirùm, &c., rheumaticos affectus experiuntur* (2). Hoffman paroît s'en éloigner encore davantage, lorſqu'il dit : *in rheumatiſmo muſculi cum eorum membranâ communi, & tendinibus, ubi oſſibus inſeruntur, gravi dolore & ſpaſmo hinc indè in artubus aliiſque corporis regionibus afficiuntur* (3). Les articulations mobiles, & ſur-tout celles des membres, ſont le véritable ſiege de cette maladie. Elle a à la vérité cela de commun avec la goutte, mais elle en differe d'ailleurs à tant d'égards, qu'il ſeroit ſuperflu de faire remarquer ici, après nombre d'Auteurs, qu'on a eu raiſon de décrire le rhumatiſme à part, & de le diſtinguer de l'*arthritis*; dénomination conſacrée à la goutte, mais ſous laquelle on a évidemment quelquefois décrit le rhumatiſme. Témoin ce paſſage du Livre d'Hipocrate, intitulé des affections, où le rhumatiſme aigu eſt décrit avec aſſez d'exactitude : *Arthritis morbus cum detinet, corporis articulos ignis & dolor invadit. Corripit etiam acuta. Et in alium atque alium articulum dolores acutiores, & leviores decumbunt. Hic morbus ex bile & pituitâ oritur. . . . & brevis quidem & acutus eſt : ſed*

(1) *De rheumatiſmo.*
(2) *De rheumatiſmo.*
(3) T. 2. *p.* 317.

minimè lethalis. Junioribusque magis quàm senioribus contingere solet.... Podagra verò ejusmodi omnium qui circà articulos oriuntur (affectuum) violentissimus quidem est, ac diuturnissimus.

§. 267. * 23.

Les pétéchies paroissent ordinairement du quatrieme au septieme jour de ces fievres ; elles sont d'un rouge plus ou moins clair ou foncé, petites comme des têtes d'épingles. Il me paroît qu'elles excédent un peu le niveau de la peau ; mais il faut les regarder de près & en rasant, pour s'en appercevoir. Ces exanthêmes sont ordinairement discrets: il arrive quelquefois que plusieurs se réunissant, ils sortent en espece de plaques plus ou moins larges. Cette éruption se fait quelquefois sur toute l'habitude du corps. Souvent elle n'a lieu qu'au dos, aux reins, aux fesses. Très-mobile, souvent elle diminue, augmente, disparoît, revient à plusieurs reprises, durant le cours de la maladie. Elle est assez ordinairement précédée & accompagnée d'une toux importune ; ce qui a fait quelquefois désigner ces fievres sous le double nom de catarrhales pétéchiales. Ces sortes de fievres ne sont pas toujours dues à une corruption manifeste de l'air. Elles surviennent quelquefois sans qu'on puisse l'attribuer à aucune cause connue & sensible. Si mon témoignage pouvoit ajouter quelque chose à celui de tant de Médecins célébres qui l'ont dit avant moi, j'ajouterois encore ici que l'expérience démontre évidemment que cette eſpece d'éruption eſt due au caractere ſpécial de la fievre qui la produit, & non au régime particulier qu'on fait obſerver aux malades. Juſqu'à préſent, je n'ai obſervé ici de pareilles fievres qu'en hyver, ou au commencement du printemps.

§. 268. * 24.

Les taches de pourpre n'excédent pas le niveau de la peau. Elles ſont ordinairement circulaires, grandes à peu près comme celles que produiſent les piquures de puces. Elles en différent néanmoins, comme tout le monde ſait, en ce que celles-ci ont leur centre marqué par un petit point qu'on n'obſerve pas au centre des taches de pourpre. Elles en different encore par la coulenr : celle des taches de pourpre étant ordinairement plus foncée, quelquefois même vineuſe, tirant ſur le violet. On peut ſoupçonner avec fondement que nos Auteurs ont quelquefois confondu les fievres pourprées avec les pétéchiales ; quoique ces deux ſortes d'exanthêmes différent très-ſenſiblement l'un de l'autre, & au point qu'à la fin de certaines fievres pétéchiales mortelles, on voit quelquefois ſortir des taches de pourpre, qui placées à côté des pétéchies, s'en diſtinguent très-aiſément & au premier coup d'œil.

Lorſqu'une piquure de puce eſt un peu ancienne, ſon diſque s'efface : il ne reſte de coloré que le point où l'inſecte a piqué. Mais lorſque cette piquure eſt fraîche, ce point eſt environné d'un diſque couleur de roſe & circulaire, preſqu'auſſi large qu'une lentille. Les véritables pétéchies, lorſqu'elles ſont diſcrettes, reſſemblent davantage aux piquures de puces un peu anciennes : les taches de pourpré, aux piquures fraîches des mêmes inſectes.

Le miliaire étant juſqu'à préſent étranger au bas Languedoc où j'exerce la Médecine, & ne pouvant en parler que d'érudition, j'ai cru devoir renvoyer ſur cette eſpece d'éruption, & ſur la fievre qu'elle caractériſe, aux nombreux Auteurs qui en ont traité.

§. 274. *. 25.

J'ai connu une perſonne qui, toutes les fois qu'elle eſſayoit de manger des fraiſes, éprouvoit, dans le temps de la digeſtion, un friſſon très-fort, enſuite une fievre vive, & l'éruption d'une porcelaine abondante, avec grande démangeaiſon : ſymptomes qui ſe calmoient dans l'eſpace de quelques heures. J'ai vu un Étudiant en Médecine qui ayant bu à ſon goûter un peu trop de vin muſcat, eut une indigeſtion avec friſſon, fievre, éruption d'une porcelaine, qui portant auſſi ſur les téguments de la face, le défiguroit au point de le rendre tout-à-fait méconnoiſſable, & de l'alarmer ainſi que toutes les perſonnes qui étoient auprès de lui. Le lendemain matin il ne reſtoit pas la moindre trace de cette indiſpoſition. Nous donnons en France le nom de porcelaine à cette eſpece d'éruption qui reſſemble à celle qu'on voit paroître ſur les parties du corps qui ont été piquées par des orties.

§. 319. *. 26.

Ainſi dans la fievre remittente ſoporeuſe, lorſque ſa marche eſt double tierce, ce ſeroit donner une preuve d'inexpérience, que de fonder quelqu'eſpoir d'une heureuſe iſſuë de la maladie, ſur l'obſervation du petit redoublement dont les accidents ſe auroient paru moins fâcheux que ceux qui ſe ſeroient développés dans le grand redoublement qui auroit précédé. Mais dans toutes les fievres qui ont une ſemblable marche, dans l'hémitritée, il faut comparer entr'eux les grands redoublements qui ſe répondent de deux jours l'un, & examiner s'ils vont en augmentant de violence, ou en diminuant.

§. 322. *. 27.

Nombre d'Auteurs ont fait, mal à propos, de ce ſymptome une eſpece particuliere de fievres, qu'ils ont nommée lypyrie. L'obſervation les déſavoue. Elle démontre que ce ſymptome n'eſt eſſentiel à aucune eſpece de fievre, mais qu'il ſurvient aſſez ſouvent à la fin des fievres aiguës, ſoit inflammatoires, ſoit malignes, lorſqu'elles tendent à la mort.

§. 385. *. 28.

Telle étoit la pratique de Sydenham dans la peste de Londres. Ayant remarqué que la sueur étoit une des crises par lesquelles la nature terminoit heureusement cette maladie, il conçut qu'il n'étoit pas impossible de déterminer cette crise par le secours de l'art. Il commençoit par calmer, au moyen de la thériaque, les nausées qui tourmentoient le malade ; il le faisoit ensuite bien couvrir, & lui donnoit des décoctions sudorifiques.

§. 415. *. 29.

M. de Haën a fait une dissertation sur les jours critiques (1), dont la conclusion est entiérement contraire à mon sentiment. La célébrité dont jouit cet Auteur, m'impose la nécessité de discuter les motifs qui décident son avis sur cette importante matiere.

J'ai rapporté (*Hip.* 242 *& suiv.*) les différents passages où Hipocrate est en contradiction avec lui-même au sujet des jours critiques. Ces assertions opposées se trouvant dans des ouvrages également estimés & régardés comme légitimes, ou ne peut qu'être embarrassé à découvrir & à déterminer qu'elle a été sa véritable doctriue sur ce sujet. Galien a tâché de concilier ces passages, ou plu-

(1) *Rat. Med. part.* 1.

tot de déterminer ceux auxquels nous devons ajouter foi de préférence. Et ce ſont, ſelon lui, ceux dans leſquels Hipocrate nomme le quatrieme, le ſeptieme, le onzieme, le quatorzieme, le dix-ſeptieme & le vingtieme, comme les principaux jours critiques.

Cette ſolution ne ſuffit pas à M. de Haën. Rejettant ces contradictions ſur la négligence & la précipitation des copiſtes qui auront aiſément & ſouvent écrit une lettre numérique pour une autre, & par conſéquent indiqué un jour pour un autre : il en conclut que ſi nous n'avions pas d'autre moyen pour décider la queſtion des jours critiques, que la conciliation de ces paſſages contradictoires, cette queſtion demeureroit néceſſairement dans l'incertitude. Mais nous avons, ajoute-t-il, deux autres moyens de parvenir à la décider. Nous pouvons conſulter pour cela les obſervations d'Hipocrate. Nous pouvons auſſi conſulter notre propre expérience. Voici ſon reſumé des obſervations cliniques d'Hipocrate, relativement aux jours critiques.

Sur deux cents cas.

Le troiſieme jour a donné ſept criſes,	3 bonnes, 3 mauvaiſes, 1 bonne, mais incertaine quant au jour.

jours.	*crises.*	
Le 4.	12.	6 bonnes, 6 mauvaises.
Le 5.	15.	4 bonnes, 5 avec récidives, 4 mauvaises, 1 mortelle, mais douteuse quant au jour.
Le 6.	25.	13 mortelles, 11 avec fortes récidives; 1 incertaine, si elle appartient au sixieme, bonne cependant.
Le 7.	28.	11 mortelles, 8 parfaites, 9 incertaines, ou avec récidives.
Le 8.	4.	1 bonne, 2 mortelles, 1 avec récidive. Il en étoit de même de toutes les maladies de cette constitution.
Le 9.	6.	3 mortelles, 1 avec récidive, 2 bonnes.
Le 10.	3.	2 mauvaises, 1 avec récidive.
Le 11.	9.	3 mauvaises, 4 bonnes, 2 ou douteuses, ou avec récidive.

Le

Jours.	*Criſes.*	
Le 12	5.	2 mortelles ; 1 bonne , 2 imparfaites.
Le 14.	19.	3 mauvaiſes , 15 bonnes , 1 avec récidive.
Le 15.	2.	1 bonne , 1 mauvaiſe.
Le 16.		1 mauvaiſe.
Le 17.	8.	6 bonnes , 2 mauvaiſes.
Le 18.	2.	1 bonne , 1 douteuſe.
Le 19.		1 bonne.
Le 20.	16.	10 bonnes , 1 imparfaite , 5 mauvaiſes.
Le 21.		1 mauvaiſe.
Le 22.	2.	1 bonne , 1 avec récidive.
Le 23.	1.	Il eſt douteux qu'elle appartienne à ce jour.
Le 24.	4.	2 mauvaiſes , 1 bonne , 1 avec récidive.
Le 25.	1.	Mauvaiſe. Il eſt douteux qu'elle appartienne à ce jour.

jours.	*crises.*	
Le 27.	2.	1 bonne, 1 mauvaise.
Le 29.	1.	Avec récidive jusqu'au 40e. jour. Il en étoit de même de toutes les maladies de cette constitution.
Le 34.	2.	1 bonne, 1 mortelle.
Le 40.	12.	8 bonnes, 2 mortelles, 2 douteuses, ou avec récidive
Le 51.		1 bonne.
Le 67.		1 mauvaise.
Le 70.	2.	1 peut-être bonne, 1 mauvaise.
Le 75.		1 bonne.
Le 80.	4.	3 bonnes, 1 mortelle.
Le 100.		1 bonne.
Le 120.		1 mauvaise.

Usant de la liberté qui est si nécessaire dans la recherche de la vérité, j'espere qu'on me permettra quelques réflexions, tant sur ce résumé considéré en lui-même, que sur les conclusions que M. de Haën en déduit.

S'il ne veut pas qu'on fasse attention aux passages contradictoires sur les jours critiques, qu'on trouve dans les ouvrages dogmatiques d'Hipocrate; ſous prétexte que les copiſtes les auront conſidérablement altérés, en écrivant ſouvent une lettre numérique pour une autre : en indiquant autant de fois un jour pour un autre. Comment n'a-t-il pas remarqué que la même difficulté retomboit ſur les obſervations cliniques ? Comment n'a-t-il pas vu que perſuadé que les copiſtes ont fait pluſieurs fautes dans la tranſcription de cinq ou ſix paſſages, on doit croire également qu'ils en ont fait un grand nombre de la même eſpece dans la tranſcription de deux cents obſervations ? qu'ils y ont ſouvent indiqué un jour pour un autre ; de maniere qu'on ne puiſſe faire aucun fonds ſur ces obſervations, pour fixer la doctrine des jours critiques ? Il faut donc opter, ou admettre les paſſages contradictoires ſur les jours critiques, qui ſe trouvent dans les ouvrages dogmatiques d'Hipocrate : chercher, comme Galien, à les concilier, ou plutôt à ſe décider ſur ceux de ces paſſages auxquels nous devons ajouter foi de préférence. Ou ſi l'on veut qu'ils ſoient totalement altérés par la négligence & la précipitation des copiſtes, il faut croire que les obſervations le ſont également à cet égard, & par conſéquent renoncer à en déduire la doctrine des jours critiques.

Il paroît, quoique M. de Haën ne le diſe pas expreſſément, qu'il a extrait ces deux cents obſervations des épidémies d'Hipocrate. On ſait tout le cas que font les Médecins du premier & du troisieme de ces Livres, où sont contenues les relations détaillées de quarante-deux fievres aiguës. Le deuxieme, le quatrieme & le sixieme Livre des épidémies, ne peuvent soutenir aucune comparaison avec ceux que je viens de citer. Nos critiques les croient supposés, ou du moins recueillis d'observations informes qu'on aura trouvé dans les papiers d'Hipocrate. Le cinquieme & le septieme sont plus dignes de lui être attribués. Ils contiennent des observations intéressantes. Mais un nombre considérable de celles qu'on trouve dans le cinquieme, sont répétées mot à mot dans le septieme.

Il eut donc été à desirer que M. de Haën fixât un peu mieux le degré de confiance qu'on doit à son résumé, en nous éclairant sur les endroits des épidémies d'Hipocrate, où il a puisé les cent cinquante-huit observations de fievres aiguës, qu'il joint & confond dans son résumé avec les quarante-deux observations détaillées & si célébres qui se trouvent dans le premier & le troisieme Livre. Les Médecins qui voulant peser attentivement ses raisons & les nôtres, auront la patience de lire le second & les quatre derniers Livres des épidémies, y trouveront difficilement le nombre nécessaire d'observations suffisamment claires & détaillées pour mériter d'être confondues avec les quarante-deux qui se trouvent dans le premier & le troiſieme Livres, & pour former avec elles la ſomme de deux cents obſervations qui, comme le veut M. de Haën, puiſſent ſervir de baſe ſolide à la doctrine des jours critiques. Il a ſenti lui-même cette difficulté : *Nemo*, dit-il, *authoritatem hujus doctrinæ ponduſque indè labefactari autumet, quod ad eamdem probandam non nulla ſunt ex ejuſmodi petita operibus quorum Hippocratis ne ſint, an aliorum, ſit dubia fides.* Il y répond en diſant que ſur ſoixante-dix Livres ou diſſertations qui forment tous ſes ouvrages, il n'y en a que vingt-quatre que nos critiques aſſurent n'être pas de lui, mais avoir été raſſemblés de ſes papiers par ſes fils Theſſalus & Draco, & par ſon gendre Polybe : & que Galien, Celſe & les plus dignes Commentateurs d'Hipocrate, faiſoient le plus grand cas de la plupart de ces ouvrages. Mais on ſe contentera difficilement d'une réponſe auſſi vague. Voyez ce que dit M. de Haller ſur le ſecond & les quatre derniers Livres des épidémies, dans ſon édition des princes de la Médecine. Voyez auſſi le Commentaire de Galien ſur le ſecond Livre des épidémies.

Les conſéquences que M. de Haën tire de ce réſumé, ſont-elles bien exactes ? Ce réſumé, ſuppoſant que toutes les obſervations dont il eſt tiré fuſſent également exactes & authentiques, démontreroit-il effectivement la ſolidité, l'utilité de la doctrine des jours critiques ? C'eſt encore ce qui nous reſte à examiner.

« Tout bien considéré, dit-il, l'aphorisme 24, » sect. 2 (1), est celui qui est le plus d'accord avec » les observations d'Hipocrate, & qui par consé» quent a été le moins altéré. Selon ces observa» tions, le troisieme, le quatrieme, le cinquieme, » le septieme, le neuvieme, le onzieme, le qua» torzieme, le dix-septieme, le vingtieme, le qua» rantieme, sont les principaux jours critiques ».

Il y a une contradiction évidente entre ces deux assertions. Si l'aphorisme cité par M. de Haën est celui qui est le plus d'accord avec les observations; s'il a été le moins altéré, la doctrine d'Hipocrate sur les jours critiques, telle que Galien paroît l'avoir fixée, (*voyez le* §. 391.) est donc conforme aux observations. Et on doit rayer du nombre de ces jours le troisieme, le cinquieme & le neuvieme, dont il n'est fait aucune mention dans cet aphorisme. Et si ces jours doivent être mis au rang des jours critiques, il faut convenir que cet aphorisme est un de ceux qui ont été le plus altérés. Et l'aphorisme 36, sect. 4 (2), le seroit beaucoup moins.

L'article de ce résumé qui concerne le huitieme

(1) *Index septimi quartus, sequentis septimanæ octavus initium. Spectandus etiam est undecimus, siquidem is secundæ septimanæ quartus est. Rursumque decimus-septimus spectandus: is enim à quarto decimo quartus est, & ab undecimo, septimus.*

(2) *Sudores febricitantibus boni sunt & judicatorii qui cœperint die 3â, 5â, 7â, 9â, 11â, 14â, 17â, &c.*

jour, est-il donc assez notablement différent de celui qui concerne le neuvieme, pour nous autoriser à mettre celui-ci au nombre des principaux jours critiques, & à en exclure le premier ?

Nommerons-nous simplement jours critiques ceux auxquels les maladies aiguës se terminent le plus communément, soit en bien, soit en mal ? Ou prenant cette dénomination en bonne art, n'appellerons-nous critiques que les jours qu méritent d'être remarqués par la fréquence & p la solidité des crises heureuses qui s'y opérent ? renant, comme tout le monde, cette expressio dans ce dernier sens, il faut avouer que le ta eau d'observations que présente M. de Haën, érange & contrarie singuliérement les idées q nous donnent au sujet des jours critiques, us les Médecins attachés à cette doctrine.

Le septieme jour si fameux pa les jours critiques : ce jour que Galien com oît à un Prince bienfaisant, paroît ici sous un pect bien différent. Onze morts pour huit c s parfaites, nous mettent en droit de le cons er comme un jour éminemment redoutable, ans lequel la nature travaille autant à détruire malades qu'à les conserver.

Les observations qui apportent au troisieme, au quatrieme, au neu ie & au onzieme jours, donnent lieu aux mê réflexions.

Suivant la Doct de Galien & de tous ses

Sectateurs, le quatrieme jour est, selon Hipocrate, un des jours critiques les plus remarquables. Le cinquieme n'est pas mis au rang des jours critiques. La table d'observations d'Hipocrate que nous pésente M. de Haën, donne sur ces jours des idœs toutes différentes. Le cinquieme jour y est préınté comme plus éminemment critique & plus favorble que le quatrieme, puisque celui-ci a vu autant le morts que de crises heureuses & solides : tandis e sur le même nombre de cas, le cinquieme eu un tiers de morts, un tiers de crises solides, un tiers de crises imparfaites.

Le troi ne & le neuvieme jours que M. de Haën met nombre des jours critiques, sont pareillement e us de ce rang par presque tous les Médecins hip atiques qui ont été attachés à la doctrine des jo critiques.

S'il m'étoit p is de tirer aussi mes conséquences d'un pareil ré né, le supposant pris d'observations authentiqu & suffisamment détaillées, je dirois qu'il prouve e les périodes de 3, de 4, de 5, de 6, de 7, 1, de 14, de 17, de 20 jours, ont été les plus mmunes dans les cas de fievres aiguës, qui fon sujet de ces observations. Que le quatorzien our a été sans contredit le plus heureux; enf le vingtieme, & en troisieme lieu le dix-septie Qu'il resteroit seulement à examiner si les ma es qui ont été terminées heureusement ces jou, l'ont toutes été

par

par des crises qui ayent commencé & fini ces mêmes jours, ou si elles se sont terminées par voie de solution (1); si lorsqu'Hipocrate dit d'un malade, *judicatus est*, cette expression signifie toujours uniquement une crise proprement dite, & s'il ne l'a pas manifestement & souvent étendue aux crises par voie de solution.

Il suivroit encore de ce résumé, que le septieme & le onzieme ont procuré, à la vérité, des crises parfaites, ainsi que le troisieme, le quatrieme & le cinquieme. Mais que les morts survenuës les mêmes jours, sont en telle proportion avec les crises heureuses, qu'on n'oseroit mettre ces jours au nombre des jours critiques heureux. Qu'il seroit donc très-imprudent de régler, le moins du monde, le pronostic & le traitement d'une maladie aiguë, sur la considération de tel ou tel de ces jours nommés critiques, auquel elle paroîtroit devoir se terminer: puisque cette considération n'est, en aucune maniere, capable de nous rassurer, & qu'elle devient nulle en comparaison de toutes celles dont nous avons parlé (§. 414).

Ne pourrions-nous pas aussi conclure de ce résumé, qu'en général on doit redouter les fievres aiguës dont les symptomes graves se développent assez rapidement, pour les mettre dans le cas de se terminer du quatrieme au septieme jour : puis-

(1) Voyez les §. 406, 407.

que ce sont ces quatre jours qui donnent, sans comparaison, le plus grand nombre de morts, & que celles qui se prolongent jusqu'au quatorzieme sont infiniment moins meurtrieres. *Voyez le* §. 305.

Nous devons encore considérer l'influence que le hasard, que la combinaison fortuite des cas, peut avoir sur les résultats de tels résumés, & sur les conséquences auxquelles ces résultats peuvent donner lieu. Prenons pour exemple la collection des 42 observations authentiques & détaillées qui se trouvent dans le premier & dans le troisieme livre des épidémies ; & formons du résumé de leurs terminaisons, la table suivante.

Sur quarante-deux cas.

Le deuxieme jour a donné une crise.	1 mort. Le neuvieme malade du livre premier.
Le 3. . . . . . . 1.	1 crise heureuse. Le 11e. malade, liv. 3, sect. 3.
Le 4. . . . . . 4.	3 morts. Le 7e. malade, liv. 3, sect. 2, le 4e. & le 5e. du livre 3, sect. 3. 1 crise heureuse. Le 6e. malade, liv. 3, sect. 3.
Le 5. . . . . . . 3.	1 crise heureuse, un peu imparfaite. Le 7e. malade, liv. 1. 2 morts. Le 8e. du liv. 1. Le 4e. du liv. 3, sect. 2.

jours.	*crises.*	
Le 6.	3.	1 crise heureuse. Le 12e. malade du liv. 3, sect. 3. 2 morts. Le 1er. & le 11e. malades du liv. 1.
Le 7.	3.	3 morts. Le 8e., le 10e. & le 11e. du liv. 3, sect. 2.
Le 9.	1.	1 crise avec récidive. Le 3e. du liv. 1.
Le 10.	2.	1 crise heureuse par expectoration. Le 1er. malade du liv. 3. 1 mort. Le 3e. de la sect. 3 du liv. 3.
Le 11.	3.	1 crise heureuse. Le 14e. malade du liv. 1. 2 morts. Le 2e. & le 12e. du liv. 1.
Le 14.	2.	1 sueur & vomiss. criti. vers le 14e. jour. Le 13e. malade du liv. 1. 1 mort. Le 12e. malade, sect. 2 du liv. 3.
Le 17.	3.	1 crise heureuse. Le 3e. malade du liv. 1. 2 morts. Le 6e. du liv. 3, sect. 2, le 14e. du liv. 3, sect. 3.
Le 20.	2.	1 crise heureuse. Le 5e. malade sect. 2 du liv. 3.. 1 mort. Le 4e. du liv. 1.

jours.	*crises.*	
Le 24. . . . . 2.		1 crise heureuse. Le 10e. malade, sect. 3 du liv. 3. 1 mort. Le 16e. malade, sect. 3. du liv. 3.
Le 27. . . . . 2.		1 crise heureuse. Le 7e. malade du liv. 3, sect. 3. 1 mort. Le 2e. du liv. 3, sect. 1.
Le 34. . . . . 2.		1 crise heureuse. Le 8e. malade, sect. 3, liv. 3. 1 mort. Le 13e. de la sect. 3, liv. 3.
Vers le 40. . . 2.		2 crises heureuses. Le 10e. malade du liv. 1, le 3e. du liv. 3, sect. 1.
Le 80. . . . . 3.		2 crises heureuses. Le 5e. malade du liv. 1, & le 6e. 1 mort. Le 2e. malade du liv. 3, sect. 3.
Le 120. . . . 2.		1 crise heureuse. Le 9e. malade, sect. 3 du liv. 3. 1 mort. Le 1er. malade de la sect. 3 du liv. 3.

En tout, 41 observations, 23 morts.

Le jour de la mort du 7e. malade de la 3e. sect. du 3e. livre, n'est pas indiqué.

Un coup d'œil sur cette table, suffit pour nous faire appercevoir que si M. de Haën eût appuyé ses résultats sur ces seules quarante-deux observations, il en eut nécessairement tiré des conséquences tout-à-fait contraires à la doctrine des jours critiques. Il eut dit que le septieme étoit le plus mauvais de tous, puisqu'il donne trois morts, & pas une seule crise heureuse. Le sixieme eut été moins fâcheux : pour deux crises funestes, il en a donné une parfaite. Le cinquieme, qui dans ce résultat donne une crise heureuse pour trois funestes; le neuvieme, qui n'a vu terminer aucune de ces maladies; enfin le quatorzieme jour, qui en a vu terminer une heureusement, & une autre par la mort, eussent été rayés de la liste des jours critiques. Cette table n'auroit indiqué aucun jour critique.

Si le hazard a pu combiner ces quarante-deux cas de cette maniere, on conçoit aisément qu'il eût pu fournir deux, trois cents cas combinés de maniere à fournir des résultats pareils, & tous différens de ceux du résumé de M. de Haën.

Ces réflexions suffisent pour faire sentir combien ce résumé de M. de Haën est loin d'avoir démontré la vérité & l'utilité de la doctrine des jours critiques. Si quelque chose pouvoit nous ramener à son opinion, c'est qu'il finit en nous assurant que son expérience est conforme à sa doctrine. Mais la conviction intérieure l'emporte sur l'autorité de cet homme respectable; & je m'en tiens à ce que j'ai dit au §. 414, que je crois conforme à l'expérience & à la vérité.

§. 432. *. 30.

Les ouvertures des cadavres démontrent que dans ces ſortes de cas, il ne faut pas ſe preſſer de conclurre qu'il y a métaſtaſe; que l'inflammation ayant abandonné le poumon, elle s'eſt portée ſur le cerveau ou ſur ſes méninges. Après de tels ſymptomes, les ouvertures des cadavres préſentent ſouvent un cerveau très-ſain, mais une partie plus ou moins conſidérable du poumon, enflammée, gangrenée.

§. 441. *. 31.

Spirationes quæ non niſi erectâ cervice ducuntur dirum hydropem faciunt. Hip. Coac. 424.

Un maçon étoit au douzieme jour d'une pleuréſie. Il paroiſſoit être un peu ſoulagé, lorſqu'il fut ſaiſi d'une difficulté de reſpirer ſi violente, qu'elle l'obligeoit de ſe tenir aſſis ſur ſon lit, reſpirant encore avec beaucoup de peine & d'efforts, même dans cette ſituation. Ayant appellé en conſultation deux de mes Confreres, & un des plus habiles Chirurgiens de cette Ville, nous convinmes, à la vérité, qu'il y avoit de fortes raiſons de ſoupçonner un épanchement dans la cavité de la poitrine. Mais néanmoins l'opération de l'empyeme propoſée ſur ces ſignes d'épanchement, fut rejettée. Le malade mourut en moins de 24 heures. Ses parens me permirent ſeulement de plonger un fcalpel dans un efpace intercoftal du côté où l'on étoit en droit de foupçonner l'épanchement. Il en jaillit une férofité blancheatre avec tant de force qu'elle s'élévat à la hauteur de trois à quatre pouces.

Cette obfervation, & celles du même genre qu'on trouve dans Morgagni (1), nous découvrent le fens clair & naturel du pronoftic 424 des Coaques, que les Commentaires de nos meilleurs Auteurs n'avoient fait que rendre encore plus obfcur. L'épithete σκληρον qu'Hipocrate y applique à l'hydropifie, peut s'entendre de deux manieres, au propre, & au figuré. Hipocrate s'en eft fervi dans ces deux fens (2). Nos Auteurs l'ont pris dans le fens propre, & ils ont traduit ce pronoftic de cette maniere : *orthopnœam facit hydrops durus.* Plufieurs ont traduit *ficcus.* Or j'avoue que je ne conçois pas ce que c'eft qu'une hydropifie dure. Je ne concevrois pas davantage quel rapport pourroit avoir l'hydropifie féche, la tympanite, avec cette efpece de difficulté de refpirer. Mais prenant l'adjectif σκληρον au figuré : *orthopnœam facit, dirus hydrops.* Alors le fens de ce pronoftic devient très-naturel ; & ce pronoftic fe trouvant dans cette

---

(1) *De fedib. & cauf. epift.* 21. §. 34.

(2) Voyez l'*œconomia hipocratica* de Foefius, au même mot grec.

partie des Coaques, où Hipocrate expoſe les ſignes qui ſont particuliers aux inflammations de poitrine, on ne peut s'empêcher de penſer qu'il l'a déduit d'obſervations ſemblables à celle que nous avons rapportée. Remarquons encore que ce pronoſtic des Coaques a un rapport intime avec le quatorzieme des prénotions qui eſt conçu en ces termes : *Quod ſi dum morbus viget, ægrotus velit reſidere, hoc in omnibus acutis malum, in pulmoniis verò peſſimum.* Le pronoſtic de ce ſymptome eſt le même dans ces deux ouvrages ; mais dans les Coaques, Hipocrate inſinue de plus, que ce ſymptome dépend d'un épanchement de ſéroſité.

Quelle eſt la conduite qu'un Médecin doit tenir en pareilles circonſtances ? Doit-il abandonner le malade ; ou ſeroit-il de ſon devoir de tenter de le guérir par l'opération de l'empyeme ; ou du moins par la ponction à la poitrine ? Queſtion également importante & délicate, & à laquelle on ne peut répondre convenablement qu'en examinant en particulier les cas qui ayant de commun cette eſpece de difficulté de reſpirer, différent cependant très-eſſentiellement les uns des autres, relativement au ſuccès qu'on peut ſe promettre d'une ſemblable opération.

On doit obſerver en premier lieu, que l'orthopnée ſurvenant dans une inflammation de poitrine, donne lieu de ſoupçonner, à la vérité, mais ne démontre pas qu'il y ait un épanchement ; que ce ſymptome

ſymptome peut être auſſi produit par une inflammation forte des deux lobes du poumon, peut être auſſi par des concrétions polypeuſes qui ſe forment ſi ſouvent dans le cœur ou dans les gros vaiſſeaux, à la fin de ces maladies, lorſqu'elles ſont mortelles. On peut en voir un exemple dans Morgagni (1).

Il ne ſuffira donc pas que l'orthopnée ſurvienne dans une pareille maladie, pour nous mettre dans le cas de décider s'il convient ou non de mettre en uſage l'opération de l'empyeme, ou la paracentheſe. Mais il faut examiner encore ſi à ce ſymptome s'en joignent d'autres qui confirment le ſoupçon d'épanchement. Ces ſymptomes confirmatifs ſont principalement un ſentiment de péſanteur incommode que le malade éprouve à la partie inférieure de la poitrine, une eſpece de bouillonnement, de frémiſſement intérieur qu'on ſent dans les mouvements de la poitrine, en tenant la main appliquée deſſus.

Il me ſemble enfin que l'orthopnée cauſée par un épanchement de ſéroſité, ſurvient bruſquement, & quelquefois dans le moment où le malade paroiſſoit donner des eſpérances d'une prochaine guériſon. Mais lorſqu'elle dépend d'une inflammation forte avec adhérences des deux lobes du poumon, elle doit s'établir peu-à-peu & par degrés. Si elle eſt produite à la fin d'une inflam-

(1) *De ſed. & cauſ. epiſt.* 20. §. 24.

mation de poitrine mortelle , par la concrétion de maſſes polypeuſes dans les cavités du cœur ou des gros vaiſſeaux , cette cauſe eſt néceſſairement précédée & accompagnée de tous les ſignes d'une mort prochaine & inévitable.

Suppoſé que l'examen très-attentif du malade nous confirme dans l'opinion, que l'orthopnée qu'il éprouve eſt cauſée par un épanchement, il reſte encore à examiner ſi cet épanchement a lieu ſeulement dans un des côtés de la poitrine, ou s'il paroît s'être fait dans les deux.

Si dans le cours d'une pleuréſie, on voit ſurvenir les ſignes d'un épanchement dans la cavité de la poitrine , on a lieu de préſumer qu'il s'eſt fait ſeulement dans le côté affecté d'inflammation. Si le malade rapporte à ce ſeul côté le ſentiment de péſanteur incommode qu'il éprouve au bas de la poitrine. S'il ne peut abſolument ſe tenir couché , ni même panché ſur le côté oppoſé. Si la poitrine étant découverte & examinée avec attention , ſurtout à la partie poſtérieure , le côté où l'on a lieu de croire qu'il s'eſt fait un épanchement , paroît ſenſiblement plus gros que l'autre. Si la main appuyée ſur ce côté , on ſent dans les mouvements de la poitrine une eſpece de bouillonnement ou de frémiſſement intérieur, qu'on ne ſent pas en appuyant la main ſur l'autre côté. A tous ces ſignes, on reconnoît que l'épanchement n'a lieu que dans un des côtés de la poitrine. Et ce ſera ſans doute dans de ſemblables cas qu'on pourra tenter l'opération de l'empyeme, ou celle de de la paracentheſe. Sur-tout ſi la maladie n'ayant pas juſques là préſenté de ſignes funeſtes, on a lieu de croire que l'épanchement eſt la cauſe principale qui menace le malade d'une mort prochaine.

Cette opération ſera ſans doute infructueuſe dans un grand nombre de cas de cette eſpece. Elle le ſera ſouvent, parce que l'altération imprimée par la maladie, ſoit au poumon, ſoit à la plévre, ſoit au médiaſtin, au péricarde, ſera telle que la maladie eût été mortelle, indépendamment de l'épanchement.

Cette opération ſera encore ſouvent infructueuſe, parce que l'hydropiſie de poitrine ſe trouvera compliquée d'une hydropiſie du péricarde, dont les ſignes indiqués juſqu'à préſent, ſont trop incertains, pour que leur préſence ou leur abſence nous donne, ſur l'exiſtence ou la non exiſtence de cette hydropiſie, des probabilités ſuffiſantes pour nous déterminer à entreprendre l'opération de l'empyeme ou de la paracentheſe, ou à y renoncer.

Le Médecin qui conſeillera cette opération dans le cas propoſé, doit donc s'attendre que pour l'ordinaire elle n'aura pas le ſuccès deſiré. Il doit même en prévenir les aſſiſtants, & leur faire connoître que cette derniere reſſource de l'art, ne peut rappeller à la vie qu'un très-petit nombre de malades réduits à un état auſſi déſeſpéré. Mais il ſuffiroit que ſur cinquante on pût eſpérer d'en ſauver un ; pour nous faire un devoir de ne pas négliger d'y avoir recours en pareil cas.

§. 443. *. 32.

Je n'ignore pas que dans ces derniers temps, des Auteurs très-reſpectables ont examiné cette matiere *ex profeſſo*, & que le réſultat de leurs réflexions & obſervations, a été de prononcer que la coëne ne pouvoit fournir ni bonnes indications curatives, ni aucun ſigne pronoſtic. Pour ce qui regarde les ſignes pronoſtics, il m'eſt impoſſible d'être de leurs avis; & je puis aſſurer que ceux que je donne dans les §. 442, 443, ſont fondés ſur une longue expérience, ſur un très-grand nombre d'obſervations.

§. 446. *. 33.

Il n'y a pas d'empire ou l'eſprit de ſervitude ait plus dominé que dans celui de la Médecine. Et il y a peu d'exemples plus frappants de cette vérité, que le dogme qui fait le ſujet de cette remarque. Galien a dit que dans la pleuréſie le pouls étoit dur, & depuis Galien, tous nos Auteurs ont aſſuré la même choſe; & il faut pour cela qu'ils aient renoncé à des obſervations qu'ils étoient, pour ainſi dire, à portée de faire chaque jour. Il y a des pleuréſies où dès le commencement le pouls eſt mol, petit & foible, loin d'être dur : telles ſont les pleuréſies malignes. Dans les pleuréſies inflammatoires, le pouls eſt quelquefois dur, quelquefois ſouple & développé : dans certains cas, on le trouve petit, dans d'autres, très-étendu. En un mot, le pouls n'eſt conſtamment le même, ni dans toutes les pleuréſies, ni depuis le commencement d'aucune pleuréſie juſqu'à ſa fin. On a donc eu tort de faire entrer la dureté du pouls dans la définition de cette maladie.

§. 466. *. 34.

C'eſt ici, ou je me trompe fort, un de ces cas ſi fréquents en Médecine, où la raiſon doit ſe ſoumettre à l'obſervation. Je crois effectivement avoir bien obſervé que les inflammations de poitrine qui débutent par un vomiſſement opiniâtre, ſont ſujettes à faire voir dans leur cours une expectoration purulente. Mais quelle en eſt la cauſe ? Par quels reſſorts ſecrets une inflammation de poitrine qui doit ſe terminer par une expectoration purulente, débute-t-elle par un vomiſſement opiniâtre ? C'eſt ce que j'ignore.

§. 475. *. 34.

Il eſt néceſſaire de prévenir ici les jeunes Médecins contre une faute de diagnoſtic que j'ai vu commettre bien ſouvent. Une pleuréſie ou une péripneumonie étant ſuivie d'une fievre remittente ou intermittente, (au moins en apparence) & réglée pour la période des accès ou des redoublements en tierce ou en quotidienne, ces accès ou redoublements prenant aux mêmes heures, & débutant par un friſſon tout-à-fait ſemblable à celui d'une fievre intermittente : j'ai vu ſouvent prendre de telles fievres pour des fievres intermittentes, & méconnoître leur caractere de fievre de ſuppuration. Un Médecin inſtruit, ne commettra pas une ſemblable faute. Il ne ſoupçonnera pas facilement qu'une véritable fievre intermittente vienne ſe placer à la ſuite d'une pleuréſie ou d'une péripneumonie. Mais comparant la marche de cette fievre avec les autres ſymptomes que préſente la maladie, il y reconnoîtra tous les ſignes d'une fievre de ſuppuration.

§. 489. *. 36.

Pour confirmer ce que j'avance dans ce paragraphe, je tranſcrirai ici ſimplement une obſervation que j'ai faite en 1752, & je la tranſcrirai telle que je la trouve dans mon recueil. *Hunc morbum (pulmonis tuberculum* (1)) *vidi apud Arnaud cui, cum jamdiù tuſſiret ac dolorem perſentiſceret in pectore, in*

---

(1) Il s'agit dans cet endroit, de mon recueil du tubercule du poumon, dont il eſt parlé dans Hip. *de morb. lib.* 1°. On peut voir ce que j'en dis aux §. 515, 516, 517.

cervicis parte porticâ, imò & ſecundùm brachia, ità ut alterutrum attollere ſine dolore non poſſet, obſervata eſt inter ſecundam & tertiam coſtas lateris dextri pulſatio valdè manifeſta, quæ me ipſum & alios anevryſmatis opinione fefellit. Tuberculum maturatum ruptumque (ut pus per expectorationem ingenti copiâ prodiret) anevryſmatis ſpeciem penitùs ſuſtulit. Similis tumor anevryſmatis opinione ballonium decepit epid. lib. 2.

§. 516. *. 37.

C'eſt cet abſcès du poumon qu'Hipocrate décrit (1) ſous le nom de tubercule du poumon. *Tuberculum in pulmone fit hoc modo. Cum pituita aut bilis coacta pu treſcit. Et quamdiù quidem adhuc crudius fuerit, dolorem exilem ac tuſſim ſiccam inducit. Poſtquam autem maturatum fuerit, dolor & antè & retrò acutus fit, & calores corripiunt ac tuſſis vehemens. Et ſi quidem quàm citiſſimè maturuerit & eruperit, & pus ſurſùm vertatur, ac totum expuatur, & ventriculus in quo fuerat pus, contrahatur ac reficcetur, penitùs ſanus evadet, &c.* Ce tubercule du poumon des anciens, conſtitue, comme on voit, une maladie très-différente de celle à laquelle les modernes ont donné le même nom. Celui des anciens eſt proprement un abſcès. Ceux

---

(1) *De morbis, lib.* 1. Voyez auſſi Lommius, *obſ. Medici*.... p. 120, & la Note précédente.

des modernes ſont des tumeurs dures glanduleuſes qui ſe forment dans le poumon, qui excitent une toux opiniâtre, une petite fievre, finiſſent par s'ulcerer les uns après les autres, & font périr le malade dans la conſumption. Le commencement de cette même maladie, a reçu de quelques Auteurs le nom de catarrhe ferin.

§. 526. *. 38.

Tout ce que j'avance ici au ſujet de la vomique lymphatique (321 *& ſuiv.*) eſt uniquement fondé ſur l'obſervation. J'ai vu tout ce que je dis, dans les §. 521, 522, 523, 524, 525. La conjecture 526, eſt pareillement appuyée ſur l'obſervation. Je fus appellé dans la nuit pour une Demoiſelle âgée d'une trentaine d'années, qui, ſix mois auparavant, avoit rendu une vomique lymphatique, & avoit échappé au péril de la phthiſie, dont elle avoit été fortement menacée. Arrivant chez cette Demoiſelle, je la trouvai morte, ſuffoquée. J'ai ſoupçonné qu'une nouvelle vomique qu'elle n'avoit pu rendre, avoit cauſé ſa mort. Il ne m'a pas été poſſible de le vérifier ſur ſon cadavre, ſes parents n'en ayant pas permis l'ouverture.

§. 539. *. 39.

Si quelqu'un périt d'une ſemblable hémorrhagie, c'eſt ordinairement l'affaire de quelques minutes.

Il périt en régorgeant le ſang à gros bouillons, ſoit par la rupture de quelqu'anevriſme qui ſe ſoit ouvert dans les bronches, ſoit parce qu'un ulcere du poumon aura rongé les parois de quelque gros vaiſſeau artériel ou veineux. Sur un grand nombre de pulmoniques, on en voit quelques uns périr de cette maniere. Mais tant que cette expectoration de ſang n'eſt qu'une ſimple hémopthyſie, c'eſt-à-dire, tant que le malade ne crache le ſang qu'en touſſant, on n'eſt pas dans le cas de craindre un pareil événement. Et il eſt d'autant plus eſſentiel de prémunir les jeunes Médecins contre cette crainte, que le deſir d'arrêter promptement le crachement de ſang, a ſouvent fait faire les fautes les plus graves, dans le traitement délicat de cette maladie.

§. 552. *. 40.

Il eſt d'autant plus eſſentiel de connoître les ſignes avant-coureurs de l'apoplexie, qu'il ne paroît pas impoſſible de corriger la diſpoſition à cette maladie par le travail & la ſobriété. Tandis qu'au contraire, une fois développée, ou elle fait périr le malade, ou elle laiſſe après elle des infirmités qui très-ſouvent ſubſiſtent le reſte de la vie. Dans le nombre de ces ſignes avant-coureurs qui marquent une diſpoſition prochaine à l'apoplexie, les douleurs fixes & opiniâtres dans quelque partie de la tête, tiennent peut-être le premier rang, tant on voit de paralytiques qui, en faiſant l'hiſtoire de leur maladie, ne manquent pas de faire mention d'une douleur fixe & opiniâtre qu'ils auront ſouf-ferte dans telle ou telle partie de la tête, un mois ou deux avant leur premiere attaque d'apoplexie ou d'hémiplégie.

§. 556. *. 41.

Les définitions de l'apoplexie, qu'on donne quelquefois dans les Écoles, & celles qu'on trouve chez un grand nombre d'Auteurs, ſont capables d'induire les jeunes Médecins dans les erreurs les plus graves. Si nous leur définiſſons l'apoplexie, une privation ſubite de tout ſentiment, de tout mouvement volontaire ; ſi nous y ajoutons la reſpiration ſtertoreuſe : nous ne leur donnons pas une définition de l'apoplexie en général, une définition qui convienne à tous les cas, où les Praticiens reconnoîtront l'apoplexie. Mais nous leur définiſſons ſeulement l'apoplexie forte & mortelle. Il faut donc prévenir les jeunes Médecins, que cette maladie diffère d'elle-même par des nuances très-multipliées : que quelquefois elle eſt foudroyante & tue le malade au moment qu'elle ſe déclare : qu'elle eſt quelquefois conforme à la définition que nous venons de critiquer ; & que c'eſt alors l'apoplexie forte & mortelle d'Hipocrate. Que dans d'autres cas, la privation du ſentiment & du mouvement n'eſt pas ſubite, mais s'établit par degrés.

Qu'enfin il y a des cas d'apoplexie où la respiration n'est nullement stertoreuse, où le malade conserve la faculté d'avaler, où il conserve plus ou moins de sensibilité, plus ou moins de mouvement, lorsqu'on le pince ou qu'on le pique ; où il ouvre les yeux, & dit même quelques mots, quand on le tourmente à un certain degré.

FIN.

A MONTPELLIER,

De l'Imprimerie de JEAN-FRANÇOIS PICOT, seul Imprimeur du Roi, Place du Petit-Scel. 1776.

EXTRAIT des Regiſtres de la Société Royale des Sciences.

Du 4 Juillet 1776.

MEſſieurs DE LAMURE & BROUSSONET, qui avoient été nommés pour examiner un Ouvrage de M. le Roy, qui a pour titre, *Du Pronoſtic dans les Maladies aiguës*, en ayant fait leur rapport, la Compagnie a jugé cet Ouvrage digne de l'impreſſion; en foi de quoi j'ai ſigné le préſent Certificat.

A Montpellier le 4 Juillet 1776.

DE RATTE, Secrétaire Perpétuel
de la Société Royale des Sciences.

PRIVILÉGE DU ROI.

LOUIS, PAR LA GRACE DE DIEU, ROI DE FRANCE ET DE NAVARRE : A nos amés & féaux Conſeillers les Gens tenant nos Cours de Parlement, Maîtres des Requêtes ordinaires de notre Hôtel, Grand-Conſeil, Prévôts de Paris, Baillis, Sénéchaux, leurs Lieutenants Civils, & autres nos Juſticiers qu'il appartiendra, SALUT. Notre bien amée LA SOCIÉTÉ ROYALE DES SCIENCES DE MONTPELLIER, Nous a fait expoſer qu'elle auroit beſoin de nos Lettres de privilége pour la réimpreſſion de ſes Ouvrages. A CES CAUSES, voulant favorablement traiter notredite Société, Nous lui avons permis & permettons par ces Préſentes de faire réimprimer par tel Imprimeur qu'elle voudra choiſir, tous les Ouvrages qu'elle voudra faire imprimer en ſon nom, en tels volumes, forme, marges, caracteres, conjointement ou ſéparément, & autant de fois que bon lui ſemblera, & de les faire vendre & débiter par-tout notre Royaume pendant le temps de vingt années conſécutives, à compter du jour de la date des Préſentes, ſans toutefois qu'à l'occaſion des Ouvrages ci-deſſus ſpécifiés il puiſſe en être réimprimés d'autres qui ne ſoient pas de notredite Société. Faiſons défenſes à tous Imprimeurs, Libraires, & autres Perſonnes de quelque qualité & condition qu'elles ſoient d'en introduire de réimpreſſion étrangere dans aucun lieu de notre obéiſſance ; comme auſſi de réimprimer ou faire réimprimer, vendre, faire vendre, débiter ni contrefaire leſdits Ouvrages, ni d'en faire aucuns Extraits ſous quelque prétexte que ce puiſſe être, ſans la permiſſion expreſſe & par écrit de ladite Société, ou de ceux qui auront droit d'elle, à peine de confiſcation des Exemplaires contrefaits, de trois mille livres d'amende contre chacun des contrevenants, dont un tiers à Nous, un tiers à l'Hôtel-Dieu de Paris, & l'autre tiers à ladite Société, ou à ceux qui auront droit d'elle, à peine de tous dépens, dommages & intérêts : à la charge que ces Préſentes ſeront enregiſtrées tout au long ſur le Regiſtre de la Communauté des Imprimeurs & Libraires de Paris, dans trois mois de la date d'icelles ; que la réimpreſſion deſdits Ouvrages ſera faite dans notre Royaume & non ailleurs, en bon papier & beaux caracteres, conformément aux Réglements de la Librairie ; qu'avant de les expoſer en vente les Manuſcrits & Imprimés qui auront ſervi de copie à la réimpreſſion deſdits Ouvrages, ſeront remis ès mains de notre très-cher & féal Chevalier, Chancelier de France le Sieur DE LAMOIGNON ; & qu'il en ſera enſuite remis deux Exemplaires de chacun dans notre Bibliothéque publique, un dans celle de notre Château du Louvre, & un dans celle de notredit très-cher & féal Chevalier, Chancelier de France le Sieur DE LAMOIGNON ; le tout à peine de nullité des Préſentes ; du contenu deſquelles vous mandons & enjoignons de faire jouir ladite Société & ſes ayans-cauſes pleinement & paiſiblement, ſans ſouffrir qu'il leur ſoit fait aucun trouble ou empêchement : voulons que la Copie des Préſentes, qui ſera imprimée tout au long au commencement ou à la fin deſdits Ouvrages, ſoit tenue pour dûement ſignifiée, & qu'aux Copies collationnées par l'un de nos amés & féaux Conſeillers-Secrétaires, foi ſoit ajoutée comme à l'Original : Commandons au premier notre Huiſſier ou Sergent ſur ce requis de faire pour l'exécution d'icelles tous actes requis & néceſſaires, ſans demander autre permiſſion, & nonobſtant clameur de Haro, Charte-Normande & Lettres à ce contraires. Car tel eſt notre plaiſir. DONNÉ à Verſailles le vingt-neuvieme jour du mois d'Août, l'an de grace mil ſept cent ſoixante, & de notre regne le quarante-cinquieme. Par le Roi en ſon Conſeil, LE BEGUE, *ſigné.*

Regiſtré ſur le Regiſtre XV de la Chambre Royale & Syndicale des Libraires & Imprimeurs de Paris, n°. 112, fol. 113, conformément au Réglement de 1723, qui fait défenſes, art. 41, à toutes Perſonnes de quelques qualités & conditions qu'elles ſoient, autres que les Libraires & Imprimeurs, de vendre, débiter, faire afficher aucuns Livres pour les vendre en leurs noms, ſoit qu'ils s'en diſent les Auteurs ou autrement, & à la charge de fournir à la ſuſdite Chambre neuf Exemplaires preſcrits par l'article 108 du même Réglement. A Paris ce 15 Octobre 1760. VINCENT Adjoint, ſigné.

Collationné par Nous Écuyer, Conſeiller-Secrétaire du Roi, Maiſon, Couronne de France & de ſes Finances, Contrôleur en la Chancellerie près la Cour des Comptes, Aides & Finances de Montpellier. SOEFVE.

www.ingramcontent.com/pod-product-compliance
Ingram Content Group UK Ltd.
Pitfield, Milton Keynes, MK11 3LW, UK
UKHW021130260726
13994UKWH00001B/90

C. ESCALLE

Lieutenant au 4e Régiment d'Infanterie

HISTOIRE ABRÉGÉE

DE LA

Guerre Russo-Japonaise

(OPÉRATIONS SUR TERRE ET SUR MER)

LE COMBAT D'INFANTERIE

d'après les Enseignements de la Guerre

Illustrations de F. PLAGNOL et A. AMBLARD

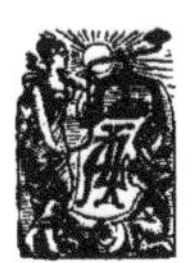

AUXERRE
IMPRIMERIE ALBERT LANIER
43, RUE DE PARIS, 43

Juin 1908